Doris Birk/Edita Pospisil
Das Kochbuch für Diabetiker

Doris Birk
Edita Pospisil

Das Kochbuch für Diabetiker

Mit 170 ballaststoffreichen Rezepten

Ehrenwirth

CIP-Titelaufnahme der Deutschen Bibliothek

Birk, Doris:
Das Kochbuch für Diabetiker : mit 170 ballaststoffreichen
Rezepten / Doris Birk ; Edita Pospisil. – München :
Ehrenwirth, 1988
(Gesund mit Ehrenwirth)
ISBN 3-431-02956-6
NE: Pospisil, Edita:

ISBN 3-431-02956-6

Umschlag: Atelier Höpfer-Thoma, München
Gesamtherstellung: Friedrich Pustet, Regensburg
Printed in Germany 1988

Inhalt

Vorwort

Sich schmackhaft und doch gesund zu ernähren, das möchten auch Diabetiker. Wie gut Gerichte ihnen selbst und auch den Familienmitgliedern schmecken können, beweist dieses Buch. Die hier vorgestellten Rezepte zeigen, daß Diabetesdiät keinesfalls fad und eintönig sein muß. Im Gegenteil, die Rezepte sind so reizvoll, daß auch die gesunden Familienmitglieder angesichts solcher Gerichte als Feinschmecker auf ihre Kosten kommen. Dabei können sich Diabetiker sicher sein, daß sie sich mit diesem Buch nach den neuesten wissenschaftlichen Erkenntnissen für die Diabetesdiät ernähren. Mehr Kohlenhydrate, dafür weniger Fett und Eiweiß, das empfehlen die neuen Richtlinien den Zuckerkranken. Besonders ballaststoffreiche Lebensmittel wie Getreide und Vollkornprodukte, Hülsenfrüchte, Gemüse und Obst spielen eine wichtige Rolle.

Die Diabetesdiät ist eine vollwertige, ausgewogene Mischkost, wie sie auch gesunden Menschen empfohlen wird. Sie unterscheidet sich von der Normalkost lediglich darin, daß sie wegen der vorliegenden Stoffwechselstörung genau berechnet und jedem Diabetiker individuell angepaßt werden muß.

Ihr Gewicht zu verringern ist meist die erste Empfehlung, die Diabetiker von ihrem Arzt bekommen. Denn mehr als 80% der älteren Diabetiker sind übergewichtig. Übergewicht ist in den meisten Fällen der auslösende Faktor ihrer Erkrankung. In der Regel könnten viele übergewichtige Zuckerkranke ohne Medikamente auskommen, wenn sie stark abnehmen und eine insulinsparende Diät einhalten würden.

Daher sind die Rezepte in diesem Buch bewußt kalorien- und fettarm. Kohlenhydrat- und ballaststoffreiche Lebensmittel werden bevorzugt. Eine solche Ernährung hilft, Insulin zu sparen, und bewirkt günstigere Blutzuckerwerte. Darüber hinaus sorgt sie für ein stärkeres und länger anhaltendes Sättigungsgefühl. Das erleichtert auch das Abnehmen.

Für die Familienangehörigen von Diabetikern erweist sich das auch als sinnvoll, da bei ihnen möglicherweise ebenso eine Veranlagung zu Diabetes vorhanden sein könnte.

Alle Rezepte sind mit Broteinheiten, Nährstoff- und Kalorienangaben gekennzeichnet, so daß sie in die ärztlich verordnete Diät leicht eingebaut werden können. Das Buch gibt viele Anregungen für eine vollwer-

tige Diabetesdiät, ersetzt jedoch nicht die Verordnung des behandelnden Arztes. Es ist vor allem für ältere Zuckerkranke hilfreich, die allein mit Diät oder mit Diät und Tabletten behandelt werden, also Typ-II-Diabetiker. Allerdings sind die Rezepte auch für Diabetiker Typ I, die mit Diät und Insulin behandelt werden, selbstverständlich geeignet.
Eine Einführung in die gesunde Ernährung von Diabetikern, praktische Tips und Beispiele für die richtige Zusammenstellung einer kalorienverminderten Diät ergänzen den ausführlichen Rezeptteil des Buches, dessen Kapitel von reizvollen Frühstücksideen bis zu Selbstgebackenem aus vollem Schrot und Korn reichen.
Viel Spaß beim Kochen und guten Appetit beim Essen wünschen Ihnen

Doris Birk und Edita Pospisil

Was ist Diabetes?

Diabetes ist eine Stoffwechselkrankheit infolge eines Insulinmangels. Sie beginnt zunächst mit einer Störung der Kohlenhydratverwertung. Die mit der Nahrung aufgenommenen Kohlenhydrate werden von Verdauungssäften aufgespalten und gelangen als Traubenzucker (Glucose) ins Blut. Mit Hilfe von Insulin, einem Hormon, das die Bauchspeicheldrüse normalerweise produziert, wird der Traubenzucker in alle Körperzellen eingeschleust und dient dort als wichtiger Energielieferant.

Bei einem Insulinmangel kann der Traubenzucker nicht in die Körperzellen eintreten und staut sich im Blut. Der Blutzuckerspiegel steigt über die Norm an. Der Körper versucht mit Hilfe der Nieren, den überschüssigen Blutzucker herauszufiltrieren und durch den Harn auszuscheiden. Zucker im Harn ist ein charakteristisches Zeichen für Diabetes. Während Energie unausgenützt verlorengeht, leiden die Körperzellen unter Energiemangel. In dieser Situation versucht der Körper aus anderen Quellen Energie zu gewinnen. Er bildet Traubenzucker aus körpereigenem Eiweiß. Muskelmasse wird unter erheblichen Verlusten abgebaut. Aber auch dieser Zucker wird bei Insulinmangel kaum verwertet. Der Körper mobilisiert weiter die Fettreserven. Ohne Insulin kann Körperfett jedoch nicht vollständig als Energielieferant ausgenützt werden. Giftige Fettabbaureste wie Aceton häufen sich im Blut an. Wird der Insulinmangel nicht behoben, kommt es zu einer inneren Vergiftung (Ketoazidose), die schließlich zur Bewußtlosigkeit und auch zum Tode führen kann.

Der Diabetes ist also nicht nur eine Störung der Kohlenhydratverwertung, sondern betrifft den gesamten Stoffwechsel. Läßt man der Krankheit freien Lauf, so besteht akute Lebensgefahr. Das ist der Grund, warum jeder Diabetiker behandelt werden muß.

Diabetes und Folgeerkrankungen

Diabetes ist bis heute noch nicht heilbar und somit eine lebenslange Erkrankung. Das muß keinesfalls bedeuten, daß Diabetiker eine schlechtere Lebensqualität als Gesunde haben. Bei einer richtigen

Behandlung ist eine gute Stoffwechseleinstellung erreichbar. Wird die Erkrankung allerdings nicht ernst genommen und ungenügend behandelt, so treten frühzeitig weitere Gesundheitsstörungen auf.
Hohe Blutzuckerwerte tun zwar nicht weh, langfristig bewirken sie jedoch Veränderungen an den kleinen Gefäßen, die auf die Dauer zu den gefürchteten »diabetischen Spätschäden« wie Schädigung der Nieren, der Augen und der fühlenden Nerven führen.
Auch das Risiko für eine Veränderung der großen Gefäße (Arteriosklerose) ist bei Diabetikern mehrfach erhöht, wenn gleichzeitig weitere Störungen wie hohe Cholesterin- und Blutfettwerte, Bluthochdruck oder Gicht vorliegen. Insbesondere übergewichtige Diabetiker leiden häufig an einer oder mehreren dieser Begleiterkrankungen, die die arterielle Verschlußkrankheit und ihre Folgen wie Herzinfarkt, Hirnschlag oder Fußgangrän begünstigen. Bei übergewichtigen Diabetikern bewirkt eine starke Gewichtsabnahme ein Absinken der Blutzucker-, Blutfett- und Blutdruckwerte. Die dadurch erzielte allgemeine Stoffwechselverbesserung ist der beste Schutz vor Entwicklung der diabetischen Spätkomplikationen.

Diabetes und Ernährung

Die wichtigste Grundlage einer erfolgreichen Diabetesbehandlung ist die richtige Ernährung. Das gilt für alle Diabetiker, auch dann, wenn sie mit Insulin oder blutzuckersenkenden Medikamenten behandelt werden.
In den letzten Jahren haben sich für die diätetische Diabetesbehandlung neue wichtige Aspekte ergeben, die die bisherigen Ernährungsempfehlungen etwas ändern.
Die früheren Richtlinien beziehen sich auf das wesentliche Merkmal dieser Erkrankung – auf den Blutzucker. Da nur Kohlenhydrate den Blutzucker erhöhen, wurde Diabetikern empfohlen, nicht nur Zucker und zuckerhaltige Speisen und Getränke zu meiden, sondern alle kohlenhydrathaltigen Nahrungsmittel, die durch die Verdauung in Traubenzucker umgewandelt werden, einzuschränken. Diabetiker sollten danach nur etwa 40% der täglichen Kalorienzufuhr in Form von Kohlenhydraten zu sich nehmen. Die überwiegende Kalorienmenge mußte

zwangsläufig mit Fett und Eiweiß zugeführt werden. Die Furcht vor Kohlenhydraten bewirkte bei vielen Diabetikern, daß sie mit kohlenhydrathaltigen Nahrungsmitteln sehr geizten, bei fett- und eiweißhaltigen Nahrungsmitteln dagegen mit viel weniger Hemmungen kräftig zulangten. Eine kohlenhydratarme, fett- und eiweißreiche Diät begünstigte im langzeitigen Verlauf der Zuckerkrankheit die Entstehung weiterer Erkrankungen wie Fettstoffwechselstörungen und in der Folge eine frühzeitige Entwicklung der Gefäßverschlußkrankheit.
Nach neueren wissenschaftlichen Erkenntnissen sollten Diabetiker eher mit Fett geizen und bei Kohlenhydraten kräftiger zulangen.
Wie in zahlreich durchgeführten Studien nachgewiesen werden konnte, führt eine Erhöhung des Kohlenhydratanteils zu Lasten des Fettanteils keinesfalls zu einer Verschlechterung des Stoffwechsels. Diabetiker, die ihre Ernährung auf diese Weise geändert haben, zeigten deutlich niedrigere Blutzuckerwerte, brauchten weniger Insulin oder blutzuckersenkende Medikamente, konnten in vielen Fällen auf Medikamente sogar verzichten und allein mit Diät behandelt werden. Bei längerer Einhaltung der kohlenhydratreicheren, fettärmeren Diät sanken auch die Blutfette, insbesondere das Cholesterin, was für Diabetiker wegen ihrer erhöhten Gefährdung durch Gefäßschäden von großer Bedeutung ist.
Diese Erkenntnisse haben dazu geführt, die frühere Beschränkung der Kohlenhydrate aufzugeben. Nach den neuen Empfehlungen sollen Diabetiker genauso viele Kohlenhydrate zu sich nehmen wie gesunde Personen. Das bedeutet, mindestens die Hälfte (50–55%) der täglichen Kalorienzufuhr sollte durch Kohlenhydrate, hauptsächlich in Form von ballaststoffreichen pflanzlichen Nahrungsmitteln, gedeckt werden. Der Fettanteil sollte von bisher 40% auf etwa 30% reduziert werden, wobei vor allem die tierischen Fette, wie sie in Butter, Fleisch, Wurst, Käse vorkommen, eingeschränkt werden sollten. Die tägliche Kalorienzufuhr sollte so bemessen sein, daß Diabetiker ihr Normalgewicht halten bzw., falls sie übergewichtig sind, durch eine Gewichtsabnahme erreichen.

Was heißt »Normalgewicht«?

Zwischen dem Körpergewicht und der Gesundheit besteht eine enge Beziehung. Nach heutiger Kenntnis treten gesundheitliche Störungen bei sogenanntem Normalgewicht am seltensten auf.

Im allgemeinen wird das Normalgewicht anhand einer einfachen Formel nach BROCA ermittelt: Körpergröße in Zentimeter minus 100 = Normalgewicht in Kilogramm.

Beispiel: Ein Mann von 175 cm Körpergröße sollte etwa 75 kg (175 – 100) wiegen.

Diese Berechnung gilt als Richtwert für Männer. Frauen ziehen noch weitere 10% ab.

Beispiel: Eine Frau von 165 cm Körpergröße sollte etwa 58,5 kg (165 – 100 = 65 –6,5) wiegen.

Das wünschenswerte Normalgewicht sollte von den errechneten Richtwerten nicht mehr als ± 5% abweichen.

Bei einem Körpergewicht von mehr als 10% über dem Normalgewicht treten Gesundheitsstörungen wie hoher Blutzucker, Bluthochdruck, erhöhte Blutfette sowie erhöhte Harnsäurespiegel vielfach häufiger auf. Das sind die wesentlichen Gründe dafür, daß Diabetiker nicht übergewichtig sein sollten. Doch mehr als 80% der Typ-II-Diabetiker sind übergewichtig. An allererster Stelle ihrer Behandlung steht die Gewichtsabnahme.

Kohlenhydrate – Nr. 1 in der Diabetesdiät

Eine bedarfsgerechte Ernährung sollte nicht nur im Bezug auf den Kaloriengehalt, sondern auch auf das für Diabetiker geeignete Verhältnis von Nährstoffen betrachtet werden.

Im Mittelpunkt der Diabetesdiät stehen Kohlenhydrate, die wegen ihrer blutzuckersteigernden Wirkung besonders beachtet werden müssen.

Für Diabetiker ungünstig sind einfache Kohlenhydrate, weil sie den Blutzucker rasch und stark erhöhen. Dazu zählen: Traubenzucker, Haushaltszucker, Malzzucker, Honig und alle mit ihnen gesüßten Speisen und Getränke.

Geeignet sind dagegen komplexe (stärkehaltige) Kohlenhydrate, die

den Blutzucker langsamer ansteigen lassen. Stärkehaltige Kohlenhydrate kommen ausschließlich in pflanzlichen Nahrungsmitteln wie Getreideprodukten, Kartoffeln, Hülsenfrüchten und Gemüse vor.
Neue Kenntnisse über die blutzuckersteigernde Wirkung von Kohlenhydraten haben gezeigt, daß verschiedene kohlenhydrathaltige Nahrungsmittel zu ganz unterschiedlichen Blutzuckeranstiegen führen. Man unterscheidet zwischen »schnellen« und »langsamen« Kohlenhydraten. Zu den schnellen Kohlenhydraten zählen Nahrungsmittel wie Weißmehl und Weißmehlprodukte, reine Stärke (Mondamin, Puddingpulver), Kartoffelpüree, geschälter Reis, Fruchtsäfte, also alle stark verarbeiteten, kohlenhydratreichen und ballaststoffarmen Nahrungsmittel. Sie werden im Verdauungstrakt sehr schnell in Traubenzucker umgewandelt und gelangen rasch ins Blut. Der Blutzucker steigt steil an. Zu den langsamen Kohlenhydraten zählen Nahrungsmittel wie Getreidekörner, Vollkornprodukte, Hülsenfrüchte, Gemüse und Obst. Alle wenig verarbeiteten kohlenhydrathaltigen Nahrungsmittel werden von Verdauungssäften nur langsam aufgeschlossen und erscheinen mit einer wesentlichen Verzögerung im Blut. Der Blutzucker steigt langsamer und weniger steil an.
Da der Sinn der Diabetesdiät darin besteht, Blutzuckerspitzen zu vermeiden, wird allen Diabetikern empfohlen, den langsam resorbierbaren, ballaststoffreichen Kohlenhydraten den Vorzug zu geben. Die Blutzuckerwirksamkeit der für die Ernährung der Diabetiker wichtigen Kohlenhydrate ist aus der Tabelle auf Seite 14 ersichtlich.
Aus diesen neu gewonnenen Erkenntnissen lassen sich für Diabetiker konkrete Diätempfehlungen ableiten. Bei dem Kohlenhydrataustausch sollten Nahrungsmittel mit geringer Blutzuckerwirksamkeit unbedingt bevorzugt werden. So hat Vollkornbrot einen günstigeren Einfluß auf den Blutzucker als Brot aus stark ausgemahlenen Mehlen wie Weißbrot, Semmeln oder Zwieback. Teigwaren aus Vollkorn und Hartweizen führen zu einem viel geringeren Blutzuckeranstieg als herkömmliche Teigwaren aus Weißmehl. Fruchtsäfte lassen den Blutzucker rasch und steil ansteigen, während Früchte einen wesentlich geringeren Einfluß auf den Blutzucker haben.
Eine besonders günstige Wirkung auf den Stoffwechsel des Diabetikers haben nach neuen Untersuchungen die Hülsenfrüchte. Die Erkenntnis, daß Bohnen, Linsen und Erbsen den Blutzucker kaum beeinflussen,

Blutzuckerwirksamkeit der verschiedenen Kohlenhydrate

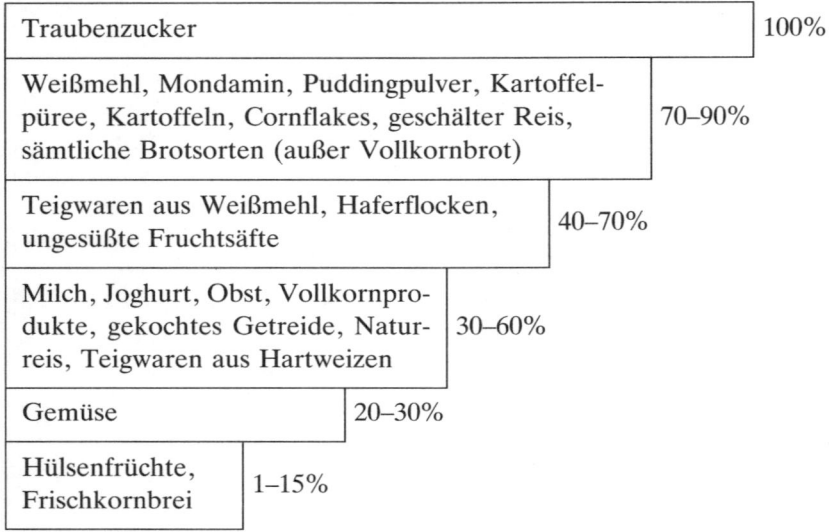

Traubenzucker	100%
Weißmehl, Mondamin, Puddingpulver, Kartoffelpüree, Kartoffeln, Cornflakes, geschälter Reis, sämtliche Brotsorten (außer Vollkornbrot)	70–90%
Teigwaren aus Weißmehl, Haferflocken, ungesüßte Fruchtsäfte	40–70%
Milch, Joghurt, Obst, Vollkornprodukte, gekochtes Getreide, Naturreis, Teigwaren aus Hartweizen	30–60%
Gemüse	20–30%
Hülsenfrüchte, Frischkornbrei	1–15%

zeigte, daß das Verbot dieser kohlenhydratreichen Nahrungsmittel für Diabetiker nicht mehr gerechtfertigt ist.
Ebenso neu ist auch die Erkenntnis, daß Frischkornmüsli aus unerhitztem Vollkornschrot bei Diabetikern zu einem niedrigen und gleichmäßigen Blutzuckerverlauf führt.
Die Ursachen der unterschiedlichen Blutzuckerwirkung der verschiedenen kohlenhydrathaltigen Nahrungsmittel liegen an mehreren Faktoren. Mit Sicherheit spielt der Grad ihrer Verarbeitung und damit ihr Ballaststoffgehalt dabei eine wichtige Rolle.
Ballaststoffe sind unverdauliche Nahrungsbestandteile. Sie kommen im Verbund mit Kohlenhydraten ausschließlich in pflanzlichen Nahrungsmitteln vor. Im menschlichen Verdauungstrakt stehen für Ballaststoffe keine Enzyme zur Verfügung, so daß sie zum überwiegenden Teil unverdaut ausgeschieden werden. Aufgrund ihrer Fähigkeit, Wasser zu binden und aufzuquellen, verzögern Ballaststoffe die Magenentleerung. Wer ballaststoffreich ißt, bleibt länger satt und verspürt nicht so schnell wieder Hunger. Im Darm verhindern Ballaststoffe eine schnelle Aufspaltung der Kohlenhydrate in Traubenzucker, so daß sie viel

langsamer ins Blut gelangen und den Blutzucker nicht so rasch erhöhen.
Der natürliche Ballaststoffgehalt in Nahrungsmitteln wird durch ihre Verarbeitung zum Teil stark reduziert. So enthalten Getreide und Vollkornprodukte mehr Ballaststoffe als Weißmehl und Weißmehlprodukte, ebenso sind Früchte ballaststoffreicher als die aus ihnen ausgepreßten Fruchtsäfte (siehe Anhang: Ballaststoffe in Lebensmitteln). Mindestens 30 g Ballaststoffe täglich werden empfohlen.
Einen weiteren Einfluß auf die Kohlenhydrataufnahme hat das Nahrungsfett. Werden kohlenhydratreiche Nahrungsmittel gleichzeitig mit fetthaltigen Nahrungsmitteln aufgenommen, haben sie einen geringeren Einfluß auf den Blutzucker, als wenn sie pur verzehrt werden. Getreide mit Milchprodukten, Brot mit Belag, Apfel mit Käse oder Nüssen sind für Diabetiker günstiger als Getreide, Brot oder Apfel allein.
Um einen gleichbleibend niedrigen Blutzucker zu erhalten, sollte die täglich erlaubte Kohlenhydratmenge auf mehrere kleine Mahlzeiten über den Tag verteilt werden.

Fett in der Diabetesdiät

Der Haupternährungsfehler der Diabetiker ist, daß sie zuviel Fett und zuwenig ballaststoffreiche Kohlenhydrate zu sich nehmen. Eine fettreiche Ernährung ist kalorienreich und begünstigt die Entstehung von Übergewicht. Fett liefert doppelt soviel Kalorien wie Kohlenhydrate. Neben dem hohen Kaloriengehalt gibt es weitere wichtige Gründe, die gegen eine fettreiche Ernährung bei Diabetes sprechen. Das Risiko für die Entstehung von Arteriosklerose und ihren schwerwiegenden Folgen bis hin zum Herzinfarkt ist bei Diabetikern mehrfach erhöht, wenn gleichzeitig weitere Risikofaktoren wie z. B. hohe Blutfettwerte vorliegen.
Einen entscheidenden Einfluß auf den Blutfettgehalt hat die Menge und die Art der Nahrungsfette. Zuviel Fett in der Nahrung erhöht den Fettgehalt im Blut und sollte bei Diabetes unbedingt vermieden werden. Nach den neuen Diätempfehlungen sollte der Fettanteil von bisher 40% auf 30% der täglichen Kalorienzufuhr reduziert werden. Die Einschränkung von Fett geht zugunsten der ballaststoffreichen Kohlenhydrate.

Die mit der Nahrung aufgenommenen Fette unterscheiden sich in ihrem Einfluß auf die Blutfette. Tierische Fette enthalten sogenannte »gesättigte« Fettsäuren und Cholesterin und sind an der Erhöhung der Blutfette maßgeblich beteiligt. Pflanzliche Öle und Fette enthalten dagegen »ungesättigte« Fettsäuren und kein Cholesterin. Sie haben die Eigenschaft, erhöhte Blutfette zu senken.
Für Diabetiker ist deshalb wichtig, die Gesamtfettzufuhr insbesondere zu Lasten der tierischen Fette einzuschränken. Im Rahmen der erlaubten Gesamtfettmenge sollten Diabetiker den pflanzlichen Fetten den Vorzug geben.
Unter Nahrungsfett versteht man nicht nur das Streichfett wie Butter oder Margarine und das Fett oder Öl zum Kochen, Braten und Salatzubereiten, sondern auch das »versteckte« Fett in Fleisch, Wurst, Käse, Eiern, Fischwaren sowie in Süßigkeiten wie Diabetiker-Schokolade oder in Knabbereien wie Chips und Nüssen.
Das sichtbare Fett sollte zu einem Drittel als Streichfett und zum zweiten Drittel für die Zubereitung von Speisen und Salaten verwendet werden. Hochwertige Pflanzenöle und pflanzliche Margarine mit einem hohen Anteil an mehrfach ungesättigten (essentiellen) Fettsäuren sind den tierischen Fetten wie Butter, Butterschmalz, Schweineschmalz sowie den pflanzlichen Hartfetten wie Palm- und Kokosfett vorzuziehen.
Am schwierigsten ist es für Diabetiker, das nicht sichtbare, versteckte Fett auf ein Drittel der erlaubten täglichen Fettmenge einzuschränken. Doch gerade dieses Fett enthält überwiegend gesättigte Fettsäuren und Cholesterin und hat den entscheidenden Einfluß auf die Blutfette. Weniger verstecktes Fett zu essen bedeutet vor allem, den üblichen fettreichen Brotbelag aufzugeben. Statt Wurst und Käse sind z. B. pflanzliche Brotaufstriche und pikante Quarkzubereitungen eine fettarme Alternative. Viel Fett kann gespart werden, wenn magere Fleisch-, Fisch- und Käseprodukte bevorzugt gewählt werden.
Doch die größte Fettersparnis kann erreicht werden, wenn Diabetiker ihre offensichtlich falschen Ernährungsgewohnheiten ändern. In der Woche 3mal Fleisch-, 2mal Fisch- und die restlichen 2 Tage Gemüsegerichte als Hauptmahlzeit ist die beste Möglichkeit, viel verstecktes Fett und Cholesterin einzusparen.

Lebensmittel für Diabetiker

Für eine gesunde Ernährung brauchen Diabetiker im Grunde genommen keine speziellen Lebensmittel. Die Hauptbestandteile der Diabetesdiät sind Grundnahrungsmittel wie Getreide, Vollkornprodukte, Hülsenfrüchte, Gemüse und Obst. Auch die ergänzenden Nahrungsmittel wie Fleisch-, Fisch-, Milchprodukte, Eier, pflanzliche Fette und Öle, Nüsse und Samen sind Lebensmittel herkömmlicher Art. Sie sind zum größten Teil in jedem Supermarkt, ansonsten im Reformhaus erhältlich.

Da bei Diabetes ein Verzicht auf Zucker absolut erforderlich ist, finden Süßstoffe wie Saccharin, Cyclamat, Acesulfam und Aspartam sowie ihre Mischungen in der Diabetesdiät eine sinnvolle Anwendung. Süßstoffe sind kohlenhydrat- und kalorienfrei und für Diabetiker ohne Anrechnung erlaubt. Sie sind in Tabletten- und in flüssiger Form im Lebensmittelgeschäft erhältlich.

Eine andere Möglichkeit, den Zucker zu ersetzen, bieten die Zuckeraustauschstoffe wie Fruchtzucker, Sorbit, Mannit und Xylit. Sie haben den Vorteil, daß sie in kleinen Mengen, im Gegensatz zum herkömmlichen Zucker, insulinunabhängig verwertet werden. Sie müssen jedoch in die Kohlenhydrat- und Kalorienberechnung einbezogen werden. 12 Gramm Fruchtzucker oder Diabetikerzucker (Sorbit) entspricht 12 Gramm Kohlenhydrate bzw. 1 Broteinheit. Diese Menge liefert 48 Kalorien. Für übergewichtige Diabetiker sind Zuckeraustauschstoffe daher nur bedingt geeignet.

Spezielle Diätlebensmittel für Diabetiker sind überwiegend mit den erwähnten Süßstoffen und/oder Zuckeraustauschstoffen hergestellt. Diätobst, Diätmarmeladen und Diätgetränke mit Süßstoff bringen den Vorteil, daß sie kalorienreduziert sind. Diätprodukte, die ausschließlich mit Fruchtzucker oder Sorbit gesüßt sind, enthalten dagegen genauso viele Kohlenhydrate und Kalorien wie herkömmliche Nahrungsmittel mit Zucker.

Die meisten Diabetiker-Süßwaren wie Pralinen, Schokolade und Gebäck werden vornehmlich mit Fruchtzucker oder Sorbit gesüßt. Übergewichtige Diabetiker sollten stets daran denken, daß die Diätnaschereien kalorienreich und anrechnungspflichtig sind.

Keine Vorzüge gegenüber den herkömmlichen Lebensmitteln bringen

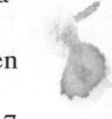

Diabetiker-Mehl, Diabetiker-Knäckebrot oder Diabetiker-Teigwaren.
Von praktischer Bedeutung sind dagegen kohlenhydrat- und kalorienfreie Mehl- und Stärkeersatzmittel auf pflanzlicher Basis (Diät-Bindefix, Nestargel, Biobin). Sie sind zum Eindicken von Suppen, Saucen, Cremespeisen und Früchtedesserts geeignet.
Schließlich sollten Diabetiker wissen, daß nicht alle industriell hergestellten Diätlebensmittel für den besonderen Ernährungszweck bei Diabetes geeignet sind. Nur diejenigen Diätprodukte, die ausdrücklich auf die Eignung für Diabetiker hinweisen, sind speziell für Diabetiker bestimmt.
Zunehmend werden auch herkömmliche Lebensmittel mit Nährstoff- und Kalorienangaben versehen. Häufig werden auch Broteinheiten (BE) angegeben, obwohl sie teilweise auch für Diabetiker nicht erlaubte Süßungsmittel enthalten. Um sicherzugehen, sollten Diabetiker in einem solchen Fall die Zutatenliste auf der Verpackung lesen. Kommt Zucker, Traubenzucker, Glucosesirup, Malzzucker oder Saccharose, Glucose, Dextrose, Maltose oder Maltodextrin vor, so ist das Lebensmittel trotz BE-Angaben für Diabetiker nicht geeignet.
Vorsicht auch bei Lebensmitteln, die mit dem Hinweis »ohne Zucker« gekennzeichnet sind. Statt herkömmlichem Zucker enthalten sie meist Honig, Obstdicksaft, Melasse oder Rohzucker, die für Diabetiker nicht geeignet sind.

Die richtige Zubereitung

Rohkost ist für Diabetiker wie auch Gesunde sehr wertvoll und sollte auf keinem Speiseplan fehlen. Viele Lebensmittel sind jedoch erst durch Hitzeeinwirkung genießbar. Um die Nährstoffverluste bei der Speisenzubereitung möglichst niedrig zu halten, sollten einige Grundregeln beachtet werden.
Von allen Garmethoden wirkt sich das Kochen in viel Wasser am ungünstigsten auf den Vitamin- und Mineralstoffgehalt der Speisen aus. Nährstoffschonender sind Garmethoden wie Dünsten, Dämpfen, Druckgaren sowie wasserarme Zubereitung im Edelstahlgeschirr.
Kochsalz fördert das Herauslösen der Vitamine und Mineralstoffe aus

den Lebensmitteln und sollte möglichst erst ganz zum Schluß den zubereiteten Speisen zugegeben werden.
Bei Verwendung moderner Kochgeräte kann die früher übliche hohe Fettzugabe stark vermindert werden oder ganz entfallen. Fettarme bzw. fettfreie Zubereitungsarten sind Braten in beschichteten Pfannen, Backen im Ofen, Grillen, Garen in Aluminium- oder Bratfolie, in Edelstahlgeschirr, im Römertopf sowie im Mikrowellenherd.
Der Vitamin- und Mineralstoffgehalt der warm zubereiteten Speisen kann mit frischen Kräutern erhöht werden.

Hinweise zu den Rezepten

Das vorliegende Kochbuch hat das Ziel, die neuen wissenschaftlichen Erkenntnisse zur richtigen Ernährung bei Diabetes praxisnah umzusetzen. Es enthält eine Fülle von Rezepten, die den Diabetikern und ihren Familien eine vielfältige Auswahl für kleinere und größere Mahlzeiten ermöglicht.
Die in den Rezepten angegebenen Nahrungsmittelmengen entsprechen **4 Portionen;** Ausnahmen sind vermerkt. Die Mengenangaben beziehen sich auf bereits geputzte, für die Zubereitung vorbereitete Nahrungsmittel.
Alle Rezepte sind mit Nährstoff- und Kalorienangaben für **eine Portion** versehen, so daß sie von Diabetikern in die ärztlich verordnete Diät leicht eingebaut werden können. Der Kohlenhydratgehalt wird zusätzlich in Broteinheiten (BE) angegeben. Eine Broteinheit entspricht 12 Gramm Kohlenhydrate. Enthält eine Portion weniger als 5 Gramm Kohlenhydrate, so ist sie BE frei (−BE). In die Nährwert- und Kalorienberechnung wurden alle Zutaten einbezogen.

Die Abkürzungen bedeuten:

E	= Eiweiß	BE	= Broteinheit
F	= Fett	kcal	= Kilokalorien
KH	= Kohlenhydrate	kJ*	= Kilojoule (-dschul)

* Kilokalorien und Kilojoule drücken den Energiegehalt (physiologischen Brennwert) aus. Nach dem Gesetz über Einheiten im Meßwesen

werden Kalorien durch Joule ersetzt. Der Umrechnungsfaktor für Kilokalorie in Kilojoule ist etwa 4,2 (1 kcal ist gleich 4,2 kJ).
Die Werte für die Berechnung der Rezepte wurden der »Großen Nährwert-Tabelle«, erweiterte Neuausgabe 1988/89, Gräfe und Unzer Verlag, München, entnommen.
Bei einigen Rezepten, die vorwiegend Eiweiß und Fett enthalten (Fleisch- und Fischgerichte), werden passende kohlenhydrathaltige Beilagen empfohlen. Die Menge der gewählten Beilage richtet sich nach der erlaubten Kohlenhydrat- bzw. BE-Menge pro Mahlzeit. Bevorzugt werden sollten ballaststoffreiche Kohlenhydrate wie Getreide, Vollkornteigwaren und Vollkornbrot.

12 Gramm Kohlenhydrate (1 BE) sind enthalten in:	*Energiegehalt (kcal)*
17 g Buchweizen*	58
21 g Gerste*	61
19 g Grünkern*	61
17 g Hirse*	62
16 g Naturreis, unpoliert*	56
22 g Roggen*	59
20 g Weizen*	60
19 g Vollkornteigwaren*	64
30 g Roggenschrot- und Vollkornbrot	60
30 g Weizenschrot- und Vollkornbrot	60

* ungekocht

Ausführliche Kohlenhydrat (BE)-Austauschtabelle für Diabetiker mit Kalorienangaben ist beim Verlag Kirchheim und Co. GmbH, Postfach 25 24, 6500 Mainz, gegen eine Schutzgebühr von DM 4,– erhältlich.

Harte Getreidekörner wie Gerste, Roggen und Weizen werden 5–10 Stunden in etwa 2,5-facher Menge Wasser eingeweicht, danach im Einweichwasser einmal aufgekocht und dann bei schwacher Hitze etwa 1 Stunde zugedeckt gegart. Bei Buchweizen, Grünkern, Hirse und Naturreis ist Einweichen nicht nötig. Sie werden in etwa 30–40 Minuten gar. Kurz vor Garwerden können Gewürze zugefügt werden. Danach läßt man die Getreidekörner ohne weitere Hitzezufuhr etwa 30 Minuten nachgaren.

Besondere Aufmerksamkeit verdienen die Hülsenfrüchte. Sie sind kohlenhydratreich und haben trotzdem einen sehr geringen Einfluß auf den Blutzucker. Eine Portion gekochter Bohnen oder Linsen (150–180 Gramm) enthält 36 g Kohlenhydrate (3 BE), führt jedoch kaum zur Erhöhung des Blutzuckers. Typ-I-Diabetiker müssen die gespritzten Insulineinheiten entsprechend senken oder die für die Mahlzeit empfohlene Kohlenhydratmenge in Form von Brot, Getreide, Teigwaren oder Kartoffeln zusätzlich zu sich nehmen. Übergewichtige Typ-II-Diabetiker brauchen die Kohlenhydrate der Hülsenfrüchte nicht zu berechnen, sie müssen lediglich den Kaloriengehalt – etwa 210–240 kcal pro Portion – berücksichtigen.

Anstelle von selbstgekochten Hülsenfrüchten können Bohnen oder Linsen auch aus der Dose verwendet werden.

Zwischen den einzelnen Bohnen- und Linsensorten sind keine erheblichen Unterschiede in ihrem Kohlenhydrat- und Kaloriengehalt, so daß sie variiert werden können. Da sie den Blutzucker kaum beeinflussen, ist bei einer üblichen Portion eine exakte Berechnung auf Gramm genau nicht nötig.

12 Gramm Kohlenhydrate (1 BE) sind enthalten in:	*Energiegehalt (kcal)*
20–25 g Hülsenfrüchte, getrocknet	70–80
50–65 g Hülsenfrüchte, gegart	70–80
60–80 g Hülsenfrüchte in Dose, gewogen mit Flüssigkeit	70–80

Getrocknete Bohnen werden über Nacht in Wasser eingeweicht, danach in frischem Wasser einmal aufgekocht und etwa 1–2 Stunden bei schwacher Hitze weich gegart. Braune Linsen werden nur 2–3 Stunden eingeweicht und etwa 30 Minuten weich gegart. Rote Linsen werden ohne Einweichen in 20–30 Minuten gar. Hülsenfrüchte sollten erst kurz vor Garwerden gewürzt bzw. gesalzen werden. Es lohnt sich, gleich größere Mengen zu kochen. Der Vorrat kann einige Tage im Kühlschrank aufbewahrt und nach Bedarf erwärmt werden.

Für die Zubereitung von Speisen und Salaten sollten hochwertige Pflanzenöle (Distel-, Sonnenblumen-, Maiskeim- oder Sojaöl) und Pflanzenfette (Sonnenblumenmargarine, Halbfettmargarine) mit einem hohen Anteil an mehrfach ungesättigten (essentiellen) Fettsäuren bevorzugt werden.
Für Rezepte, die Brühe enthalten, können Instant-Gemüse-, Hefe- oder Fleischsuppen verwendet werden.
Frisches Gemüse kann in einigen Rezepten durch Tiefkühlgemüse, ohne weitere Zutaten tiefgefroren, ersetzt werden. Frisches Beerenobst kann in der Zeit außerhalb der Saison durch ungezuckertes Tiefkühlobst ersetzt werden.
Mit Kochsalz sollten Diabetiker sparsam umgehen. Weniger Salz wird benötigt, wenn die Speisen erst kurz vor dem Anrichten gesalzen werden. Dabei ist jodiertes Speisesalz zu bevorzugen.
Frische oder tiefgekühlte Kräuter können das Salz teilweise oder auch ganz ersetzen.
Für das genaue Abwiegen und Messen der Rezeptzutaten ist eine Diätwaage unentbehrlich. Bei einigen Lebensmitteln, wie z. B. Öl, Streichfett, Kaffeemilch, Essig oder Konfitüre, kann man sich das Abmessen erleichtern, indem man Löffelmaße benutzt. Am besten sucht man sich unter Haushaltsbesteck einen Eßlöffel, der 10 Gramm, bzw. einen Teelöffel, der 5 Gramm Inhalt faßt. Einmal ausgewogen kann man diese Löffel immer benutzen. Bei Diätbindemittel wird in den Rezepten die Maßeinheit ML = Meßlöffel benutzt. Dieser Meßlöffel liegt den Bindemitteln bei.
Die Temperaturangaben für Backöfen beziehen sich auf Elektroherde. Bei konventionellen Gasöfen mit den Stufen 1–8 bezeichnet die Stufe 1 eine Temperatur von 140–160° C. Pro Stufe erhöht sich die Temperatur um ca. 20° C.

Backen mit Vollkorn

Vollkornschrot und Vollkornmehl sollten für die Zubereitung der Speisen immer frisch gemahlen sein. Ist keine Getreidemühle vorhanden, so kann für kleine Getreidemengen wie z. B. für Frischkornmüsli auch eine Kaffeemühle oder ein Mixer verwendet werden.
Werden größere Mengen z. B. zum Backen benötigt, so kann man das

Getreide beim Einkauf (Reformhaus oder Naturkostladen) gleich mahlen lassen.
Gute Backeigenschaften haben Vollkornschrot oder -mehl aus Weizen, Roggen, Hafer, Buchweizen und Sojabohnen. Sie sollten die Grundsubstanz eines Vollkornteiges sein, andere Getreidemehle können als weitere Zutat beigemengt werden.
Um weich und geschmeidig zu werden, brauchen Vollkornmehle allgemein etwas mehr Flüssigkeit. Bindende und geschmackgebende Eigenschaften haben Buttermilch, Kefir, Quark sowie pflanzliche Fette. Treibende Eigenschaften haben Hefe, Backpulver und kohlensäurehaltiges Mineralwasser.
Beim Ausrollen des Vollkornteiges werden Löcher vermieden, und auch das Einmehlen erübrigt sich, wenn der Teig zwischen Backtrennpapier gerollt wird oder die Teigrolle mit einer Antihaft-Hülle überzogen und der Teig auf einem Antihaft-Tuch (im Lebensmittelgeschäft erhältlich) ausgerollt wird.
Süße Vollkornbackwaren können mit flüssigem Süßstoff gesüßt werden. Ein Teelöffel Süßstoff entspricht der Süßkraft von 66 Gramm Zucker.

Einmachen mit Süßstoff

Das Einmachen mit Süßstoff erfolgt grundsätzlich nach demselben Prinzip wie mit Zucker. Das Umrechnen von Zucker auf flüssigen Süßstoff ist ganz einfach:

10 g Zucker	15	Tropfen Süßstoff
100 g Zucker	1,5	Teelöffel Süßstoff
250 g Zucker	4	Teelöffel Süßstoff
500 g Zucker	7,5	Teelöffel Süßstoff
1000 g Zucker	15	Teelöffel Süßstoff

Für süßsauer eingelegte Früchte und Gemüse wird ein Sud aus Essig, Wasser oder Wein, Gewürzen und Süßstoff angefertigt. Süßstoff also gleich am Anfang dem Sud hinzufügen und die Früchte oder das Gemüse darin ziehen lassen.
Früchte für Konfitüren sollten möglichst am Tag des Einkaufs verarbeitet werden. Tiefgekühltes Beerenobst ohne Zucker ist ebenso gut

geeignet, es wird lediglich aufgetaut und gleich verarbeitet. Der Früchtebrei wird mit Süßstoff gesüßt. Damit er fest wird, muß mit Gelierhilfe (Gelfix oder Gelierpulver) und Gelatine gearbeitet werden. Vor dem Abfüllen sollte eine Gelierprobe gemacht werden. Hierzu wird etwas Früchtebrei auf einen kalten Teller getropft und für kurze Zeit in den Kühlschrank gestellt. Wird die Probe nach dem Herausnehmen wieder flüssig, so muß noch Geliermittel oder Gelatine zugegeben werden. Konfitüren, die länger gelagert werden, brauchen ein Konservierungsmittel (Einmachhilfe). Das heiße Kochgut wird in Weckgläser gefüllt. Praktisch sind »twist off«-Gläser, die nach dem Einfüllen und Verschließen auf den Kopf gestellt und durch das so entstandene Vakuum fest verschlossen werden.
Eingelegtes mit Süßstoff im Essigsud ist ungeöffnet genauso lang haltbar wie mit Zucker. Konfitüren und Gemüsesaucen mit Süßstoff sind ungeöffnet etwa ½ bis 1 Jahr haltbar. Angebrochene Gläser sollten zügig verbraucht werden. Es empfiehlt sich deshalb, kleine Gläser zu verwenden.

Die Rezepte

1. Körnige Frühstücksideen und feine Brotaufstriche

Naturmüsli-Variationen

Naturmüsli (Grundrezept) 1 Portion

30 g Weizen
55 ml Wasser
50 g Apfel
1 TL Zitronensaft
10 g Haselnüsse

Weizen mittelgrob mahlen und im Wasser über Nacht einweichen. Unter das eingeweichte Weizenschrot geriebenen Apfel und Zitronensaft rühren und mit gehackten Haselnüssen bestreuen.
Eine Portion enthält: 5 g E, 7 g F, 25 g KH, 180 kcal/755 kJ, 2 BE
Tip: Das Naturmüsli kann mit Obst der Saison und fettarmen Milchprodukten wie Joghurt, Dickmilch, Kefir, Magerquark u. a. entsprechend der erlaubten Kohlenhydratmenge abwechslungsreicher zubereitet werden.

Roggenmüsli 1 Portion

30 g Roggen
55 ml Wasser
30 g Apfel
50 g Karotten
1 TL Zitronensaft
30 g saure Sahne (10% Fett)
5 g Sesamsamen, geröstet

Roggen mittelgrob mahlen und im Wasser über Nacht einweichen lassen. In das eingeweichte Roggenschrot geriebenen Apfel und geriebene oder fein geraspelte Karotte sowie Zitronensaft unterheben, mit Sahne verrühren und mit Sesamsamen bestreuen.
Eine Portion enthält: 5 g E, 7 g F, 24 g KH, 180 kcal/755 kJ, 2 BE

Grünkernmüsli

1 Portion

30 g Grünkern
55 ml Wasser
50 g Birne
1 TL Zitronensaft
1 Prise Zimt
30 g Dickmilch (3,5% Fett)
10 g Sonnenblumenkerne, geröstet

Grünkern mittelgrob mahlen und im Wasser mindestens 30 Min. einweichen. Das eingeweichte Grünkernschrot mit geraspelter Birne, Zitronensaft und Dickmilch verrühren, mit Zimt würzen und mit Sonnenblumenkernen bestreuen.
Eine Portion enthält: 7 g E, 7 g F, 26 g KH, 195 kcal/820 kJ, 2 BE

Buchweizengrütze mit Ananas

4 Portionen

100 g Buchweizengrütze
250 ml Wasser
1 Prise Salz
100 g Joghurt (1,5% Fett)
1 Dose Ananas in eigenem Saft (Dose mit 4 Scheiben Ananas, Gesamtinhalt 230 g)
20 g Kokosraspeln, geröstet
10 g Weizenkleie

Wasser mit einer Prise Salz aufkochen, Buchweizengrütze hineinschütten, umrühren und zugedeckt bei kleiner Hitze etwa 10 Minuten garen. Inzwischen Ananasscheiben in mundgerechte Stücke schneiden und auf 4 Schälchen verteilen. Buchweizengrütze mit Joghurt, Weizenkleie und Ananassaft vermengen und auf die 4 Schälchen verteilen. Den Brei mit Ananasstückchen verrühren und mit Kokosraspeln bestreuen.
Eine Portion enthält: 4 g E, 4 g F, 26 g KH, 160 kcal/670 kJ, 2 BE

Getreideflockenmüsli

4 Portionen

20 g Vollkornhaferflocken
20 g Weizenflocken
20 g Roggenflocken
20 g Gerstenflocken
100 g Bananen
500 ml Milch (1,5% Fett)
20 ml Sanddornsaft, ungesüßt
flüssiger Süßstoff
40 g Kürbiskerne, geröstet

Getreideflocken jeweils abwiegen, verrühren und zu gleichen Teilen (20 g) in 4 Schälchen geben. Milch mit Banane, Sanddornsaft und

Süßstoff verquirlen und über die angerichteten Getreideflocken gießen. Verrühren und kurz quellen lassen. Kürbiskerne in einer Pfanne ohne Fett rösten und über das Müsli streuen.
Eine Portion enthält: 11 g E, 7 g F, 24 g KH, 210 kcal/880 kJ, 2 BE

Süße Müsli-Variationen

Ballaststoffmüsli (Grundrezept) — 4 Portionen

40 g Vollkorn-Haferflocken
20 g Haselnüsse, geröstet, gehackt
20 g Rosinen
10 g Weizenkeime
10 g Weizenkleie
10 g Sonnenblumenkerne, geröstet
10 g Leinsamen, geschrotet

Alle Rezeptzutaten vermischen und in 4 gleiche Portionen (30 g) teilen.
Eine Portion enthält: 4 g E, 6 g F, 12 g KH, 120 kcal/505 kJ
Tip: Das Müsli mit fettarmen Milchprodukten und Früchten der Saison, entsprechend der erlaubten Kohlenhydratmenge, anrichten.

Dörrobstmüsli — 1 Portion

30 g Ballaststoffmüsli
10 g Dörrpflaumen
10 g Dörraprikosen
Zitronensaft und Schale (unbehandelt)
Zimt
flüssiger Süßstoff
30 g Magerquark
3 g Kokosflocken

Dörrobst in 100 ml Wasser mit etwas Zitronensaft, abgeriebener Zitronenschale und Zimt aufkochen und abkühlen lassen. Magerquark mit Dörrobst-Kochwasser und Süßstoff verrühren und über das angerichtete Müsli gießen. Dörrobst zerkleinern und unterheben. Mit Kokosflocken bestreuen.
Eine Portion enthält: 9 g E, 8 g F, 24 g KH, 205 kcal/860 kJ, 2 BE

Beerenmüsli

1 Portion

30 g Ballaststoffmüsli
100 g Erdbeeren (Johannis-, Preisel- oder Himbeeren)
150 g Dickmilch, entrahmt
flüssiger Süßstoff
Vanillearoma

Erdbeeren verlesen, halbieren oder vierteln und mit Müsli anrichten. Dickmilch mit Süßstoff und Vanillearoma verrühren und darüber gießen.
Eine Portion enthält: 10 g E, 7 g F, 25 g KH, 205 kcal/860 kJ, 2 BE

Kiwi-Banane-Müsli

1 Portion

30 g Ballaststoffmüsli
40 g Kiwi
30 g Magerquark
50 ml fettarme Milch
50 ml Mineralwasser
30 g Banane
flüssiger Süßstoff

Kiwi schälen, würfeln und mit dem Müsli anrichten. Magerquark mit Milch, Mineralwasser und zerkleinerter Banane verquirlen, mit Süßstoff abschmecken und darüber gießen.
Eine Portion enthält: 10 g E, 7 g F, 25 g KH, 205 kcal/860 kJ, 2 BE

Apfel-Möhren-Müsli

1 Portion

30 g Ballaststoffmüsli
50 g Apfel mit Schale
50 g Möhren
150 ml Buttermilch
Zitronensaft
flüssiger Süßstoff

Apfel und Möhre grob raspeln und mit dem Müsli anrichten. Buttermilch mit Zitronensaft und Süßstoff verrühren und darüber gießen.
Eine Portion enthält: 10 g E, 7 g F, 26 g KH, 210 kcal/880 kJ, 2 BE

Apfelsinenmüsli 1 Portion

30 g Ballaststoffmüsli
150 g Joghurt (1,5% Fett)
70 g Apfelsinen-Fruchtfleisch
flüssiger Süßstoff

Alle Zutaten verrühren und mit Süßstoff abschmecken.
Eine Portion enthält: 10 g E, 8 g F, 25 g KH, 210 kcal/880 kJ, 2 BE

Pikante Müsli-Variationen

Müsli pikant (Grundrezept) 8 Portionen

30 g Vollkorn-Haferflocken
25 g Vollkorn-Weizenflocken
10 g Vollkorn-Reisflocken
10 g Parmesan, gerieben
8 g Suppengemüse, getrocknet
5 g Leinsamen, ungeschält
5 g Sonnenblumenkerne
4 g Gemüsebrühe (Instantpulver)
3 g Bierhefeflocken
Oregano, Majoran, getrocknet

Alle Zutaten abwiegen und miteinander gut vermischen. In einem Schraubglas aufbewahren. Vor dem Gebrauch durchmischen.
Eine Portion (12 g) enthält: 2 g E, 1 g F, 6 g KH, 40 kcal/145 kJ, ½ BE

Pikantes Müsli mit Radieschen und Kresse 1 Portion

100 g Magerquark
Mineralwasser
10 g Kresse (½ Kästchen)
50 g Radieschen
12 g Müsli pikant (1 EL)

Magerquark mit etwas Mineralwasser zu einer halbflüssigen Masse verrühren, feingeschnittene Radieschen, Müsli und Kresse unterheben. Kurz ziehen lassen.
Eine Portion enthält: 16 g E, 1 g F, 12 g KH, 120 kcal/505 kJ, 1 BE

Gurkenmüsli

1 Portion

150 g fettarmer Joghurt
50 g Salatgurke
12 g Müsli pikant
Knoblauchpulver
frischer Dill

Salatgurke raspeln, mit Joghurt und Müsli verrühren. Mit Knoblauchpulver und feingewiegtem Dill abschmecken. Kurz ziehen lassen.
Eine Portion enthält: 8 g E, 3 g F, 13 g KH, 110 kcal/460 kJ, 1 BE

Möhren-Sesam-Müsli

1 Portion

50 g Magerquark
15 g saure Sahne (10% Fett)
50 g Möhren
12 g Müsli pikant
3 g Sesamsamen, geröstet

Magerquark mit saurer Sahne gut verrühren, mit geraspelten Möhren und Müsli vermengen. Mit gerösteten Sesamsamen bestreuen.
Eine Portion enthält: 10 g E, 4 g F, 12 g KH, 125 kcal/525 kJ, 1 BE

Tomate mit Müslifüllung

1 Portion

200 g Fleischtomate
50 g körniger Frischkäse
12 g Müsli pikant
frisches Basilikum

Tomate waschen, Deckel abschneiden und mit einem Teelöffel das Innere herausnehmen. Frischkäse mit zerkleinertem Tomatenfruchtfleisch und gewürfeltem Tomatendeckel verrühren, Müsli unterheben und mit frischem, ersatzweise getrocknetem, Basilikum würzen. Die Masse in die ausgehöhlte Tomate füllen und mit Basilikum garnieren.
Eine Portion enthält: 11 g E, 4 g F, 12 g KH, 130 kcal/545 kJ, 1 BE

Paprikamüsli

1 Portion

100 g Dickmilch
50 g rote Paprikaschote
12 g Müsli pikant
5 g feingewiegte Petersilie (1 EL)

Paprika in ganz feine Würfel schneiden, mit Dickmilch, Müsli und Petersilie verrühren. Kurz quellen lassen.
Eine Portion enthält: 6 g E, 5 g F, 12 g KH, 115 kcal/485 kJ, 1 BE

Brotaufstriche

Avocadocreme

4 Portionen

150 g Avocado (Fruchtfleisch)
30 g Edelpilzkäse (50% Fett)
1 TL Zitronensaft
weißer Pfeffer
10 g Sesamsamen

Sesamsamen in einer Pfanne ohne Fett rösten. Edelpilzkäse mit einer Gabel zerdrücken. Avocado halbieren, den Stein entfernen und mit einem Teelöffel das Fruchtfleisch herausnehmen. Sofort mit Zitronensaft beträufeln und ebenso mit einer Gabel zerdrücken. Alle Zutaten zu einer glatten Paste verrühren und mit Pfeffer abschmecken.
Eine Portion enthält: 3 g E, 12 g F, 1 g KH, 125 kcal/525 kJ, –BE
Dazu paßt: Brot, Kräcker, Vollkornkekse

Bananenraita

4 Portionen

20 g Butter
1 TL Senfkörner
½ TL Cayennepfeffer
20 g Kokosraspeln
200 g Bananen
300 g Joghurt (1,5% Fett)
flüssiger Süßstoff
2 El Zitronensaft

In einem kleinen Saucentopf Butter erhitzen, Senfkörner hineinstreuen und bei mittlerer Hitze etwa 2 Minuten unter Rühren rösten. Sobald sie hochspringen, Cayennepfeffer zugeben und kurz mitrösten. Dann

Kokosraspeln zugeben und ebenso kurz mitrösten. Bananen mit Zitronensaft pürieren und dazugeben. Vom Herd nehmen und schnell rühren. Joghurt mit Salz und Süßstoff verrühren und mit einem Schneebesen darunterziehen. Einige Stunden kühlen lassen.
Eine Portion enthält: 4 g E, 8 g F, 18 g KH, 160 kcal/670 kJ, 1½ BE
Dazu paßt: dunkles Brot, Knäckebrot, Kräcker
Tip: Bananenraita ist eine pikante Beilage zu kurzgebratenem Fleisch und Reisgerichten.

Selleriecreme

4 Portionen

200 g Sellerie (Knollen-)
100 g Frischkäse (60% Fett)
30 g Zwiebeln
2 EL Zitronensaft
weißer Pfeffer
Salz

Sellerie und Zwiebel schälen, grob zerkleinern und mit dem Schneidestab eines Handmixers pürieren. Frischkäse zugeben und gut verrühren. Mit Zitronensaft, Salz und Pfeffer abschmecken. Im Kühlschrank ziehen lassen.
Eine Portion enthält: 4 g E, 8 g F, 2 g KH, 95 kcal/400 kJ, – BE
Dazu paßt: Vollkornbrot

Auberginenkaviar

4 Portionen

500 g Auberginen
20 g Sesammus (2 gestr. EL), ungesüßt
2 EL Zitronensaft
1 TL Salz
¼ TL Pfeffer
½ TL Pflanzenöl
2 Knoblauchzehen, zerdrückt oder durchgepreßt

Auberginen mehrmals mit einer Gabel einstechen und im vorgeheizten Ofen bei 200° C etwa 50 Minuten rösten, bis sie ganz weich sind. Abkühlen lassen, dann halbieren, das Fruchtfleisch mit einem Löffel aus der Schale herausnehmen, zerdrücken und mit den übrigen Zutaten gründlich verrühren. Abschmecken und eventuell nachwürzen. Einige Stunden kühl stellen.
Eine Portion enthält: 2 g E, 4 g F, 5 g KH, 65 kcal/275 kJ, – BE
Dazu paßt: Brot

Weizenkeimbutter

4 Portionen

100 g Bananen
30 g Weizenkeime

Weizenkeime in einer Pfanne ohne Fett goldgelb rösten. Abgekühlt mit der Banane im Mixer zu einer glatten Creme verrühren.
Eine Portion enthält: 2 g E, 1 g F, 9 g KH, 50 kcal/210 kJ, ¾ BE
Dazu paßt: Vollkornbrot, Vollkornkräcker

Hefecreme

4 Portionen

40 g Butter
80 g frische Hefe (2 Würfel à 40 g)
30 g Zwiebeln
3 EL Milch (1,5% Fett)
1 Ei
½ TL Senf
½ TL Sardellenpaste
1 Cornichon (oder kleine Essiggurke)
schwarzer Pfeffer
Salz

Butter in einer kleinen Pfanne zerlassen und feingeschnittene Zwiebelwürfel, zerbröckelte Hefe und Salz darin anbraten, bis die Hefe ihren Geruch verliert. Ei mit Milch verquirlen, zugeben und rühren, bis die Masse dick wird. Vom Herd nehmen und abkühlen lassen. Mit Senf, Sardellenpaste, feingewürfelter Gurke, Pfeffer und Salz pikant abschmecken.
Eine Portion enthält: 5 g E, 10 g F, 3 g KH, 125 kcal/500 kJ, –BE
Dazu paßt: Brot
Tip: Noch pikanter schmeckt die Hefecreme mit kleingeschnittenen Sardellenfilets. Mit herzhaftem Brot und Rohkostsalat ist sie eine Hauptmahlzeit.

Kräuter-Hefepaste — 4 Portionen

50 g Halbfettmargarine
50 g Edelhefeflocken
50 g saure Sahne (10% Fett)
½ TL Gemüsebrühe (Instantpulver)
¼ Päckchen TK-Kräutermischung (oder 2 EL gemischte frische Kräuter)
frisch gemahlener Pfeffer

Alle Zutaten im Mixer oder Handquirl zu einer glatten Paste verrühren.
Eine Portion enthält: 7 g E, 7 g F, 5 g KH, 110 kcal/460 kJ, –BE
Dazu paßt: Vollkornbrot und Rohkost (Kresse, Radieschen, Paprika oder Gurke)

Hommos (Kichererbsenpaste) — 4 Portionen

100 g Kichererbsen
4 Knoblauchzehen
½ TL Chilipulver
10 g Pflanzenöl (1 EL)
1 EL Weißweinessig
½ TL Feinwürzmittel (Fondor, Herbamare oder Gemüsebrühe (Instantpulver))

Kichererbsen über Nacht in kaltem Wasser einweichen. Am nächsten Tag abseihen und in etwa ½ l ungesalzenem Wasser 1 Stunde kochen. Dann abseihen und etwa 200 ml Kochwasser zurückbehalten. Die gekochten Kichererbsen erst mit etwa der Hälfte der Kochflüssigkeit pürieren, dann nach und nach weitere Kochflüssigkeit hinzufügen, bis eine feste Masse entsteht. Dann Öl und Essig, zerdrückten Knoblauch, Chilipulver und Feinwürzmittel zugeben und gut vermengen.
Eine Portion enthält: 5 g E, 3 g F, 12 g KH, 100 kcal/420 kJ, 1 BE
Dazu paßt: Vollkornknäckebrot und rohes Gemüse (Paprikastreifen, Radieschenscheiben, Karottenstifte, Frühlingszwiebeln, Kresse, Petersilie oder Schnittlauchröllchen)

Vegetarische Paste

8 Portionen

100 g Zwiebeln
2 Koblauchzehen
25 g Grünkern
15 g Pflanzenöl (1,5 EL)
1 TL Kümmel, gemahlen
50 g Sojamehl, halbfett
½ TL Pilzpulver
¼ TL schwarzer Pfeffer
⅛ l Wasser
2 EL Sojasauce
50 g Sonnenblumenmargarine
10 g Edelhefeflocken
2 Gläser mit Twist-off-Verschluß oder Einweckgläser für 225 ml Inhalt

Öl in einem Topf erhitzen, feingewürfelte Zwiebeln und durchgepreßten Knoblauch darin goldgelb anbraten. Grünkern mittelfein schroten und mit dem Kümmel zu den Zwiebeln schütten. Unter Rühren kurz mitbraten. Sojamehl hinzufügen und unter Rühren ebenso kurz anrösten. Wasser und Sojasauce aufgießen und gründlich verrühren. Den Topf vom Herd nehmen, Margarine und Hefeflocken zugeben und alles miteinander verrühren. Eventuell mit Sojasauce und Pfeffer nachwürzen.

Die Paste in 2 Gläser füllen, verschließen und im Wasserbad – wie beim Einwecken – 30 Minuten kochen. In den Topf ein Gitter unter die Gläser stellen! Im Kühlschrank hält sich die Paste ungeöffnet 10 Tage, geöffnet 6 Tage.

1 Glas beinhaltet 4 Portionen.

Eine Portion enthält: 4 g E, 8 g F, 4 g KH, 105 kcal/440 kJ, –BE

Dazu paßt: alle Brotsorten

Räucherfischcreme

4 Portionen

50 g geräucherte Sprotten (ohne Kopf und Schwanz)
150 g Magerquark
30 g feingehackte Zwiebeln
1 TL Meerrettich aus dem Glas
½ TL Senf
Salz, Pfeffer

Sprotten etwas zerkleinern und mit Magerquark, Meerrettich und Senf im Mixer verrühren. Feingehackte Zwiebeln unterheben und mit Salz und Pfeffer würzen.

Eine Portion enthält: 8 g E, 1 g F, 1 g KH, 45 kcal/190 kJ, – BE
Tip: Statt Sprotten kann auch anderer geräucherter Fisch wie Rotbarsch, Schellfisch oder Seelachs verwendet werden.

Pikanter Quark

4 Portionen

250 g Speisequark (mager)
125 ml Buttermilch
50 g gewürfelte Zwiebeln
30 g gewiegte Kapern
70 g gewürfelte Gewürzgurke
70 g gehackte Radieschen
2 TL Senf
Salz
Paprika, edelsüß

Den Speisequark mit der Buttermilch glattrühren, mit den übrigen Zutaten mischen und pikant abschmecken.
Eine Portion enthält: 9 g E, 1 g F, 6 g KH, 70 kcal/295 kJ, ½ BE
Dazu paßt: alle Brotsorten oder Pellkartoffeln

2. Leichte und kräftige Suppen

Kürbis-rote-Bete-Suppe

4 Portionen

250 g Kürbis
250 g rote Bete
10 g Margarine
1 l Gemüsebrühe
Salz
frisch gemahlener Pfeffer
Paprikapulver, edelsüß
1 Bund Petersilie
30 g saure Sahne (4 TL) (10% Fett)

Den Kürbis und die rote Bete schälen, das Fruchtfleisch in Würfel schneiden. Die Margarine erhitzen, die Gemüsestückchen darin andünsten, mit Brühe aufgießen. Etwa 30 Minuten köcheln lassen, bis das Gemüse gar ist. Mit den Gewürzen abschmecken, feingehackte Petersilie darüberstreuen und mit einem Tupfer saurer Sahne servieren.
Eine Portion enthält: 1 g E, 4 g F, 8 g KH, 70 kcal/295 kJ, ½ BE

Gazpacho

4 Portionen

500 g Tomaten
100 g rote Paprikaschote
250 g Salatgurke
100 g Zwiebel
2 Knoblauchzehen
2 TL Zitronensaft
20 g Olivenöl (2 EL)
⅛ l Fleischbrühe (Instant)
⅛ l Sahne (30% Fett)
Salz, Pfeffer, Paprikapulver

Die Tomaten mit kochend heißem Wasser überbrühen, häuten und zerkleinern. Die Paprikaschote putzen und würfeln. Die Gurke schälen, die eine Hälfte grob würfeln, die andere beiseite legen. Die Zwiebeln und die Knoblauchzehen kleinschneiden. Alle Zutaten im Mixer fein pürieren.
Den Zitronensaft, das Olivenöl in das Püree rühren. Die restliche Gurke fein würfeln und unter die Suppe mengen. Die Sahne und die Fleischbrühe einrühren. Mit Salz, Pfeffer, Paprikapulver abschmecken.
Die Suppe 2 Stunden in den Kühlschrank stellen.
Eine Portion enthält: 3 g E, 15 g F, 8 g KH, 190 kcal/800 kJ, ½ BE
Dazu paßt: Vollkorntoast

Brokkolicremesuppe

4 Portionen

500 g Brokkoli
200 g Kartoffeln
400 ml klare Gemüsebrühe (Instant)
100 g saure Sahne (10% Fett)
2 Knoblauchzehen
weißer Pfeffer, Muskat

Brokkoli putzen, Stiele abschneiden, schälen und in Stifte schneiden, restlichen Brokkoli in Röschen teilen. Kartoffeln schälen und würfeln. Beides in kochender Gemüsebrühe etwa 12 Minuten garen. Einige Röschen beiseite stellen, Rest im Mixer pürieren, Sahne und zerdrückten Knoblauch zugeben und nochmals mixen. In den Topf zurückgeben und erhitzen. Mit Pfeffer, Muskat und Salz abschmecken. Brokkoliröschen auf vier Teller verteilen und mit der heißen Suppe übergießen.
Eine Portion enthält: 7 g E, 3 g F, 12 g KH, 105 kcal/440 kJ, 1 BE
Dazu paßt: Vollkornbrot oder Vollkornstangenbrot (Baguette) in Scheiben geschnitten, getoastet und mit Knoblauch eingerieben.
Tip: Auf diese Art können auch andere Gemüsecremesuppen wie Blumenkohl-, Spargel-, Lauch-, Sellerie- oder Rosenkohlsuppe zubereitet werden.

Zwiebelsuppe mit Sesam

4 Portionen

750 g Zwiebeln
100 g gekochter Schinken, ohne Fettrand
30 g Pflanzenöl (3 EL)
750 ml klare Instant-Fleischbrühe
100 ml trockener Weißwein
¼ TL Muskat, gemahlen
¼ TL Koriander, gemahlen
Salz
160 g Roggentoastbrot (8 Sch. à 20 g)
100 g Reibkäse (45% Fett)
10 g geröstete Sesamsamen (4 geh. TL)

Zwiebeln schälen und in Ringe schneiden, Schinken würfeln. In einem Topf Öl erhitzen, erst Schinken, dann Zwiebeln darin anbraten. Fleischbrühe und Weißwein angießen, Muskat und Koriander unterrühren und alles etwa 20 Minuten zugedeckt garen. Suppe nach Wunsch mit Salz abschmecken. In vier feuerfeste Suppentassen jeweils eine Scheibe

Roggentoast legen, mit etwas Reibkäse bestreuen, Suppe darüber gießen, mit jeweils einer Scheibe Roggentoastbrot belegen und mit restlichem Reibkäse bestreuen. Im vorgeheizten Backofen bei 200° C etwa 10 Minuten überbacken. Sesamsamen in einer trockenen Pfanne rösten und über die Suppe streuen.
Eine Portion enthält: 21 g E, 19 g F, 30 g KH, 395 kcal/1660 kJ, 2½ BE

Gemüseeintopf mit Parmesan

4 Portionen

300 g Kohlrabi
300 g Möhren
200 g Zucchini
200 g Porree
60 g Zwiebeln
240 g Kartoffeln
30 g Pflanzenöl (3 EL)
Pfeffer, Majoran
½ l Gemüsebrühe
40 g Parmesan, gerieben

Kartoffeln, Kohlrabi, Möhren und Zwiebeln schälen und in kleine Würfel schneiden. Porree in Ringe, Zucchini in dünne Scheiben schneiden. Öl in einem Topf erhitzen, zuerst Zwiebeln, dann das übrige Gemüse kurz anbraten. Kartoffeln zugeben, mit Pfeffer und Majoran würzen und Gemüsebrühe aufgießen. Im geschlossenen Topf etwa 15 Minuten garen. Auf 4 Suppenteller verteilen und mit Parmesan bestreuen.
Eine Portion enthält: 10 g E, 9 g F, 27 g KH, 230 kcal/965 kJ, 2 BE

Slowakische Bohnencremesuppe

4 Portionen

150 g weiße Bohnen, getrocknet
2 Lorbeerblätter
10 g Pflanzenöl (1 EL)
100 g Zwiebeln
200 ml saure Sahne (10% Fett)
200 ml Milch (1,5% Fett)
10 Pfefferkörner
Essig
Salz
flüssiger Süßstoff
2 ML Diät-Bindefix

Bohnen gut waschen und über Nacht in Wasser einweichen. Am nächsten Tag in ¾ Liter frischem Wasser 40 bis 60 Minuten kochen, bis sie weich sind. Während des Kochens Lorbeerblätter, Pfefferkörner und eine ganze Zwiebel dazugeben. Milch, saure Sahne und Diät-Bindefix verquirlen, zu den gegarten Bohnen geben und unter Rühren aufkochen, bis die Suppe eingedickt ist. Vor dem Servieren Lorbeerblätter und Zwiebel herausnehmen und die Suppe mit Essig, Salz und Süßstoff abschmecken.

Eine Portion enthält: 12 g E, 6 g F, 24 g KH, 200 kcal/840 kJ, 2 BE

Dazu paßt: Bauernbrot

Tip: Auf diese Art kann auch Linsencremesuppe zubereitet werden. Linsen brauchen nur etwa 2–3 Stunden Einweichzeit.

Mexikanische Bohnensuppe

6 Portionen

250 g getrocknete rote Kidneybohnen
300 g Zwiebeln
2 Knoblauchzehen
1 l Fleischbrühe
Salz
Cayennepfeffer
100 g rote Paprikaschote
2 Scheiben Vollkorntoastbrot
20 g Butter
100 g Chesterkäse (50% Fett)
4 EL feingeschnittene Kresse

Die Bohnen einige Stunden oder über Nacht einweichen. Abtropfen lassen, dann mit den geschälten und gehackten Knoblauchzehen in einen Topf geben. Die Fleischbrühe dazugeben und 1½ Stunden kochen. Die Bohnen im Mixer oder mit dem Pürierstab des Handrührgerätes fein zerkleinern. Mit Salz nachwürzen und mit Cayennepfeffer scharf abschmecken.

Während der Garzeit die Paprikaschote halbieren, Stielansatz und Kernhaus entfernen, waschen, mit kochend heißem Wasser blanchieren und in Streifen schneiden.

Das Toastbrot und den Chesterkäse in gleich große Würfel schneiden und die Brotwürfel in Butter goldgelb rösten. Die Suppe in Teller oder Tassen füllen und mit Paprikastreifen, Brot- und Käsewürfeln sowie der gehackten Kresse bestreuen.

Eine Portion enthält: 15 g E, 9 g F, 32 g KH, 270 kcal/1150 kJ, 2½ BE

Rindfleischsuppe mit Gemüse

4 Portionen

2 Lorbeerblätter
300 g Rindfleisch
2–3 Suppenknochen
100 g Zwiebeln
125 g Sellerie
150 g Möhren
350 g Kartoffeln
15 g Butter
250 g Tomaten
Salz
Pfeffer
Majoran
1 Bund Petersilie

1 l Wasser mit den Lorbeerblättern zum Kochen bringen. Das Rindfleisch mit den Knochen zusetzen und etwa 1 Stunde garen (im Schnellkochtopf 20 Minuten). Inzwischen Zwiebeln, Sellerie, Möhren und Kartoffeln putzen bzw. schälen, waschen und kleinschneiden. In dem erhizten Fett andünsten. Die Tomaten kurz überbrühen, enthäuten, würfeln. ¾ davon zum Gemüse geben, mit abgeseihter Fleischbrühe aufgießen und alles weichkochen. Das Fleisch kleinschneiden und mit den restlichen Tomatenwürfeln in die Gemüsesuppe rühren. Abschmecken und erst vor dem Servieren mit der feingehackten Petersilie bestreuen.

Eine Portion enthält: 18 g E, 8 g F, 24 g KH, 240 kcal/1010 kJ, 2 BE

Dazu paßt: Vollkornbrötchen

Tip: Diese Suppe eignet sich zusammen mit einem Vollkornbrötchen als Hauptmahlzeit

3. Kleine Salate und Salate zum Sattessen

Radieschen mit Schnittlauch

4 Portionen

300 g geputzte Radieschen
½ TL Kräutersalz
¼ TL gemahlener Kümmel
einige Tropfen Süßstoff
1 EL Apfelessig
1 EL Öl
50 g Dickmilch (3,5% Fett)

Aus Kräutersalz, Kümmel, Süßstoff, Essig und Öl eine Marinade rühren. Die Radieschen fein hobeln, den Schnittlauch in Röllchen schneiden, in die Sauce geben und die Dickmilch untermischen.
Eine Portion enthält: 1 g E, 3 g F, 2 g KH, 40 kcal/170 kJ, –BE

Gurkensalat mit Erdnußsauce

4 Portionen

800 g Salatgurken
40 g Erdnußmus (-creme), ungesüßt
20 ml Essig (2 EL)
flüssiger Süßstoff
Pfeffer, Salz
Knoblauchpulver

Erdnußmus mit so viel Wasser verquirlen, bis eine sämige Konsistenz erreicht wird. Mit Essig, Süßstoff und Gewürzen abschmecken. Gurke schälen und fein hobeln. Auf vier Salatschälchen verteilen und jeweils mit Erdnußsauce begießen.
Eine Portion enthält: 4 g E, 4 g F, 6 g KH, 95 kcal/400 kJ, ½ BE

Kohlrabi-Rohkost in Kresse-Sahne

4 Portionen

400 g Kohlrabi
1 EL Sesamöl (ersatzweise Pflanzenöl)
2 EL Weißweinessig
100 g saure Sahne (10% Fett)
1 Beet Kresse
Salz, Pfeffer
1 Prise Muskat
flüssiger Süßstoff

Kohlrabi schälen und grob raspeln. Kresse mit einer Schere abschneiden und in einem Sieb unter fließendem Wasser waschen, abtropfen lassen.

Die übrigen Zutaten verrühren und mit Kohlrabi und Kresse vermengen. Kurz ziehen lassen.
Eine Portion enthält: 3 g E, 5 g F, 7 g KH, 85 kcal/355 kJ, ½ BE

Kopfsalat mit Joghurtdressing

4 Portionen

1 Kopfsalat (oder andere Blattsalate)
100 g fettarmer Joghurt
1 EL Pflanzenöl
2 EL Weinessig
Salz, Pfeffer
1 Bund Schnittlauch

Salat putzen, in Blätter zerteilen, waschen und in einem Geschirrtuch trockenschwenken. Salatblätter in mundgerechte Stücke zupfen und in einer Salatschüssel anrichten. Aus den angegebenen Zutaten eine pikante Sauce zubereiten und über den Salat gießen. Schnittlauchröllchen darüberstreuen und umrühren. In 4 gleich große Portionen teilen.
Eine Portion enthält: 1 g E, 3 g F, 2 g KH, 40 kcal/170 kJ, –BE

Chicoréesalat mit Currydressing

4 Portionen

400 g Chicorée
100 g fettarmer Joghurt
½ TL Currypulver
Salz
flüssiger Süßstoff

Chicorée putzen, waschen, längs halbieren, den Strunk keilförmig herausschneiden und die Hälften in Streifen schneiden. Aus den übrigen Zutaten eine Sauce zubereiten, über den angerichteten Salat gießen und umrühren. In 4 gleich große Portionen teilen.
Eine Portion enthält: 2 g E, 1 g F, 2 g KH, 20 kcal/85 kJ, –BE

Zucchini-Rohkostsalat

4 Portionen

2 Knoblauchzehen
½ TL Kräutersalz
2 EL Zitronensaft
1½ EL Olivenöl
1 Bund Petersilie
300 g Zucchini

Die Knoblauchzehen durchpressen. Mit Kräutersalz, Zitronensaft, Olivenöl eine Marinade rühren. Die Zucchini raffeln und untermischen. Die Petersilie fein hacken und untermengen.
Eine Portion enthält: 2 g E, 4 g F, 3 g KH, 55 kcal/230 kJ, –BE

Tomatensalat mit Kräutersauce

4 Portionen

400 g Tomaten
1 EL Pflanzenöl
2 EL Weinessig
1 EL Wasser
Salz, schwarzer Pfeffer
2 EL gemischte Kräuter (Schnittlauch, Petersilie, Basilikum)

Tomaten waschen, in Scheiben schneiden und in einer Salatschüssel anrichten. Die übrigen Zutaten dazugeben und umrühren. In 4 gleich große Portionen teilen.
Eine Portion enthält: 1 g E, 3 g F, 4 g KH, 40 kcal/170 kJ, –BE

Sauerkrautsalat mit Apfel

4 Portionen

200 g abgetropftes Sauerkraut
50 g Apfel, geraffelt
100 g Dickmilch (3,5% Fett)

Das Sauerkraut zerpflücken, mit dem geraffelten Apfel vermengen und die Dickmilch unterrühren.
Eine Portion enthält: 2 g E, 1 g F, 3 g KH, 30 kcal/125 kJ, –BE

Bunter Eisbergsalat

4 Portionen

400 g Eisbergsalat
200 g Radieschen
200 g Äpfel
40 g Lachsschinken ohne Fettrand
2 hartgekochte Eier
1 Bund Schnittlauch

Salatdressing:
100 g Joghurt (1,5% Fett)
100 g saure Sahne (10% Fett)
20 g Tomatenmark
4 TL Worcestersauce
6 EL Essig
Cayennepfeffer
Salz
flüssiger Süßstoff

Salat zerpflücken, waschen und trockenschleudern bzw. gut abtropfen lassen. Dann in mundgerechte Stücke reißen und eine Salatschüssel damit auslegen. Radieschen putzen und halbieren, Äpfel lauwarm waschen, vierteln, Kerngehäuse herausnehmen und klein würfeln. Alles auf den Salatblättern anrichten. Dressingzutaten zu einer pikanten Sauce verrühren und über den angerichteten Salat gießen. Den Salat gut vermischen und auf 4 Salatteller verteilen. Jeweils mit Lachsschinkenstreifen, gehackten hartgekochten Eiern und Schnittlauchröllchen bestreuen.
Eine Portion enthält: 9 g E, 7 g F, 12 g KH, 155 kcal/650 kJ, 1 BE
Dazu paßt: Vollkornbrot

Kiwi-Eisberg-Salat

4 Portionen

600 g Eisbergsalat
300 g Mandarinen
300 g Kiwis
50 g Roquefortkäse
50 g süße Sahne
20 g saure Sahne (10% Fett)
Zitronensaft, Salz, weißer Pfeffer aus der Mühle
25 g Haselnußblättchen

Den Eisbergsalat zerpflücken, waschen und gründlich abtropfen lassen. In mundgerechte Stücke zerteilen. Die Mandarinen schälen, in Stücke trennen. Die Kiwis schälen und in Scheiben schneiden. Die Salatblätter, die Mandarinenstücke und die Kiwischeiben vermischen und in eine Glasschale geben. Den Roquefort mit einer Gabel zerdrücken, mit

süßer und saurer Sahne und Zitronensaft nach Geschmack zu einer glatten Sauce verrühren. Mit Salz und Pfeffer abschmecken und in der Mitte über den Salat gießen. Mit den Haselnußblättchen bestreuen und erst bei Tisch mischen.
Eine Portion enthält: 6 g E, 12 g F, 15 g KH, 200 kcal/840 kJ, 1 BE
Dazu paßt: kalter Braten, Scheiben von gekochter Pökelzunge, Brot

Brokkolisalat mit Champignons

4 Portionen

800 g Brokkoli
200 g Champignons
200 g Lauch
2 hartgekochte Eier
100 g Lachsschinken ohne Fettrand

Salatsauce:
20 g Sesamöl (2 EL)
40 ml Essig (4 EL)
20 g Sojasauce (2 EL)
Knoblauchpulver
Ingwerpulver
4 EL Brokkoli-Kochwasser

Brokkoli putzen, große Blätter entfernen, in Röschen teilen. Strunk schälen und stifteln. Beides in wenig leicht gesalzenem Wasser etwa 4 Minuten garen. Dann in einem Sieb abtropfen lassen, etwas Kochwasser zurückbehalten. Salatsauce zubereiten. Champignons waschen, Stiele entfernen und in Blättchen schneiden. Lauch gut waschen und in feine Ringe schneiden. Alles Gemüse mit der Salatsauce vorsichtig vermischen und auf 4 Teller verteilen. Mit Schinkenstreifen und gehackten Eiern bestreuen.
Eine Portion enthält: 17 g E, 14 g F, 12 g KH, 250 kcal/1050 kJ, 1 BE
Dazu paßt: dunkles Brot

Brokkoli mit Bananen

4 Portionen

600 g Brokkoli (ersatzweise TK-Ware 2 Packungen à 300 g)
100 g Zwiebeln
200 g Bananen
400 g Tomaten

Sauce:
6 EL Weinessig
4 EL Brokkoli-Kochwasser
2 EL Pflanzenöl
Salz
schwarzer Pfeffer, frisch gemahlen

Brokkoli putzen, in Röschen teilen, dicke Stiele schälen und in dünne Stifte schneiden. Im leicht gesalzenen Wasser etwa 4 Minuten bißfest

kochen (TK-Brokkoli nach Packungsanweisung auftauen und kurz dünsten). Den gegarten Brokkoli in einem Sieb abtropfen lassen, dabei etwas Kochwasser für die Sauce behalten. Zwiebeln fein würfeln, Tomaten achteln, Bananen in Scheiben schneiden und alles mit noch warmem Brokkoli vorsichtig vermengen. Aus den restlichen Zutaten eine würzige Sauce zubereiten, über das Gemüse gießen und vermischen. Sofort servieren.
Eine Portion enthält: 7 g E, 6 g F, 24 g KH, 175 kcal/735 kJ, 2 BE
Dazu paßt: Vollkornbrot

Blattsalat mit Putenleber

4 Portionen

100 g Eichblattsalat
100 g Radicchio
100 g Friséesalat
100 g Feldsalat
100 g Zwiebeln
1 Bund Schnittlauch

Salatsauce:
30 g Pflanzenöl (3 EL)
60 ml Essig (6 EL)
1 TL Senf
Peffer, Salz
flüssiger Süßstoff

300 g Putenleber
10 g Mehl
20 g Pflanzenöl
Knoblauchpulver
Salz, weißer Pfeffer

Salat putzen, waschen, gut abtropfen lassen oder schleudern und in mundgerechte Stücke zupfen. Zwiebel schälen und in feine Ringe schneiden. Salatsauce aus angegebenen Zutaten im Mixer verquirlen und beiseite stellen.
Leber kurz abspülen, trockentupfen, in mundgerechte Streifen schneiden, mit Mehl bestäuben und in heißem Öl von allen Seiten braten. Dann mit Knoblauch, Pfeffer und Salz würzen. Salatsauce über den Salat gießen und vermischen. Auf 4 Tellern gleich große Portionen Salat und Leber anrichten, mit Schnittlauchröllchen bestreuen.
Eine Portion enthält: 19 g E, 15 g F, 6 g KH, 235 kcal/985 kJ, ½ BE
Dazu paßt: Weizenschrotbrot (Graham)

Tomaten-Mozzarella-Salat

4 Portionen

1000 g Fleischtomaten (4 à 250 g)
200 g Mozzarella (1 große Kugel)
1 Bund Basilikum
20 g Pflanzenöl (4 TL)
20 ml Essig (4 TL)
Pfeffer, Salz

Tomaten waschen, halbieren, in Scheiben schneiden und auf 4 flachen Tellern schuppenförmig anrichten. Mozzarella vierteln, in feine Scheiben schneiden und zwischen die Tomaten legen. Basilikum waschen, Blätter abzupfen, grob hacken und über die Tomaten streuen. Mit frischgemahlenem Pfeffer und Salz würzen, zuletzt mit Öl und Essig beträufeln.

Eine Portion enthält: 14 g E, 19 g F, 7 g KH, 260 kcal/1090 kJ, ½ BE
Dazu paßt: Vollkorn-Baguette

Radicchio-Rapunzel-Salat

4 Portionen

150 g Radicchio
125 g Feldsalat (Rapunzel)
2 EL Essig
1 EL Olivenöl
1 Knoblauchzehe
50 g Zwiebeln
1 TL Senf
Salz
frisch gemahlener Pfeffer
1 EL gehackte Kräuter
1 Avocado (150 g)
1 EL Erdnußkerne

Die Salate putzen, waschen und sehr gut trockenschwenken. Aus Essig, Öl, durchgepreßter Knoblauchzehe, feingehackter Zwiebel, den Gewürzen und den Kräutern eine Marinade rühren, in eine Schüssel füllen und den Salat hinzugeben. Vorsichtig durchmengen. Die Avocado schälen, halbieren, den Kern entfernen und das Fruchtfleisch in schmale Spalten schneiden. Unter den Salat mischen. Mit den Erdnüssen bestreuen.

Eine Portion enthält: 3 g E, 12 g F, 5 g KH, 140 kcal/590 kJ, ½ BE
Dazu paßt: Stangenvollkornbrot

Feldsalat mit Schinken und Banane 4 Portionen

100 g magerer roher Schinken
1 TL Öl
130 g Bananen
200 g Feldsalat
Salz
frisch gemahlener Pfeffer
2 EL Essig
1 EL Öl

Den Schinken würfeln und anrösten. Die Banane schälen und würfeln. Beides zusammen mit dem gewaschenen Feldsalat mischen. Aus Essig, Öl, Salz und Pfeffer eine Marinade rühren und über den Salat geben.
Eine Portion enthält: 9 g E, 5 g F, 7 g KH, 105 kcal/440 kJ, ½ BE
Dazu paßt: Vollkorntoast

Warmer Austernpilz-Brokkoli-Salat 4 Portionen

100 g rote Paprikaschoten
100 g gelbe Paprikaschoten
50 g Zwiebeln
1 Bund Schnittlauch
5 EL Rotweinessig
Salz, frisch gemahlener schwarzer Pfeffer
1 Prise Cayennepfeffer
½ TL edelsüßes Paprikapulver
3 EL Olivenöl
300 g Brokkoli (frisch oder tiefgefroren)
400 g Austernpilze
2 EL Pflanzenöl
2 Knoblauchzehen

Die Paprikaschoten waschen, vom Kernhaus befreien und fein würfeln. Die Zwiebel schälen, fein hacken und mit den Paprikawürfeln in eine Schüssel geben. Den Schnittlauch abbrausen, fein schneiden und hinzufügen. Den Rotweinessig mit Salz, Pfeffer und Paprikapulver vermischen, das Olivenöl in feinem Strahl einfließen lassen, bis eine cremige Sauce entstanden ist. Zu den Zwiebel- und Paprikawürfeln geben.
Den frischen Brokkoli putzen, waschen und in kleine Röschen teilen. Die Stengel in Scheiben schneiden. In kochendem Salzwasser 4 Minuten garen, herausnehmen und warm stellen. Die Austernpilze säubern, den Strunk abschneiden und die Pilze in schmale Streifen schneiden. In heißem Pflanzenöl portionsweise braten. Den Knoblauch durch die Presse zu den Pilzen drücken. Salzen und pfeffern. Den warmen Brok-

koli mit den Austernpilzstreifen in der Paprikavinaigrette wenden und alles zusammen servieren.
Eine Portion enthält: 4 g E, 16 g F, 17 g KH, 230 kcal/965 kJ, 1½ BE
Dazu paßt: Grahambrötchen
Tip: Anstelle von Brokkoli schmeckt auch Feldsalat besonders gut.

Bunter Herbstsalat

4 Portionen

400 g möglichst kleine, gleich große rote Bete
Salz
80 g Feldsalat
4 Kiwis
3 EL Apfelessig
1 TL scharfer Senf
schwarzer Pfeffer aus der Mühle
3 EL Öl
2 Schalotten
1 Bund Schnittlauch
50 g Walnußkerne

Die rote Bete waschen, in einen breiten Topf legen und knapp mit Salzwasser bedecken. Zugedeckt zum Kochen bringen und je nach Größe 30–50 Minuten garen. Kalt abspülen und vorsichtig häuten, anschließend vierteln. Den Feldsalat putzen, waschen und gut abtropfen lassen. Die Kiwis schälen und in Scheiben schneiden. Den Apfelessig mit dem Senf, Salz und Pfeffer verrühren und das Öl in feinem Strahl kräftig mit dem Schneebesen unterschlagen. Die Schalotten schälen, fein hacken, den Schnittlauch abbrausen und fein schneiden. Beides in die Sauce geben. Den Feldsalat mehrmals in der Marinade wenden und auf vier Teller verteilen. Um den Feldsalat die Kiwischeiben und obenauf die rote Bete-Viertel anrichten und mit der restlichen Sauce begießen. Mit den Walnußkernen garnieren.
Eine Portion enthält: 5 g E, 16 g F, 17 g KH, 230 kcal/965 kJ, 1½ BE
Dazu paßt: Vollkornbrot

Avocado-Auberginen-Salat mit Pilzvinaigrette 4 Portionen

Für die Vinaigrette:
50 g frische Champignons
1½ EL Sherryessig
2 EL Sonnenblumenöl
Kräutersalz
weißer Pfeffer aus der Mühle

Für den Salat:
150 g Auberginen
2 EL Olivenöl
150 g gelbe Paprikaschoten
150 g Avacodo
Saft von ½ Zitrone

Die Champignons waschen und sehr fein hacken. Den Essig, das Öl, Salz, Pfeffer gut verrühren und mit den Champignons mischen. Die Aubergine in Würfel schneiden und im erhitzten Olivenöl von allen Seiten anbraten. Die Paprikaschoten halbieren, entkernen und quer in feine Streifen schneiden. Die Auberginenwürfel und die Paprikastreifen mit der Pilzvinaigrette vermengen.
Die Avocado schälen, längs halbieren, entkernen und in Würfel schneiden. Die Würfel mit dem Zitronensaft beträufeln und ⅔ vorsichtig in den Salat, ⅓ auf den Salat geben.
Eine Portion enthält: 2 g E, 14 g F, 7 g KH, 185 kcal/780 kJ, ½ BE
Dazu paßt: Vollkornbrot

Anti-Grippe-Salat 4 Portionen

Dieser Salat enthält besonders reichlich Vitamin C, daher sein Name.

200 g gelbe Paprikaschoten
200 g rote Paprikaschoten
50 g Zwiebeln
200 g Orangen
200 g Äpfel
400 g Kiwis
3 EL Öl
2 EL Sherryessig
5 EL Sojasauce
Salz
frisch gemahlener Pfeffer
flüssiger Süßstoff

Die Paprikaschoten waschen, vierteln, von den Trennwänden befreien, die Kernchen entfernen und quer in feine Streifen schneiden. Die Zwiebel schälen, halbieren, in feinste Ringe schneiden. Die Orangen

schälen, weiße Haut mit einem scharfen Messer entfernen, halbieren und in Scheiben schneiden. Den Apfel vierteln, vom Kernhaus befreien, schälen, quer in feine Scheiben schneiden. Die Kiwis schälen, der Länge nach halbieren, in Scheiben schneiden. Alle Zutaten locker untereinanderheben und in 4 Glasschälchen verteilen.
Für die Marinade Öl, Essig und Sojasauce verrühren, eventuell mit Süßstoff abschmecken und gleichmäßig über den Salat verteilen.
Eine Portion enthält: 4 g E, 9 g F, 24 g KH, 205 kcal/860 kJ, 2 BE

Rettich-Radieschen-Gurken-Salat mit Haselnüssen

4 Portionen

350 g Rettich
200 g Radieschen
400 g Salatgurke
200 g Magerjoghurt
1 EL Zitronensaft oder Essig
1 TL Senf
2 EL frische, gehackte Kräuter (Petersilie, Dill)
Salz, Pfeffer
75 g grobgehackte Haselnüsse

Den Rettich schälen, sehr grob raffeln. Die Radieschen putzen, waschen und in Scheibchen schneiden. Die gewaschene Salatgurke ungeschält in Scheiben schneiden. Aus dem Joghurt und den Gewürzen und Kräutern eine Marinade rühren, abschmecken. Die Marinade unter den Salat heben, ebenso die Haselnußkerne.
Eine Portion enthält: 6 g E, 12 g F, 8 g KH, 165 kcal/690 kJ, ½ BE
Dazu paßt: Vollkorntoast mit Butter

Paprika-Lauch-Salat

4 Portionen

400 g Paprikaschoten (gelb, rot, grün gemischt)
200 g Lauch
250 g Tomaten
1 hartgekochtes Ei
8 mit Paprika gefüllte Oliven
½ Kästchen Kresse
2 EL Essig
3 EL Olivenöl
Salz
frisch gemahlener Pfeffer

Die Paprikaschoten vierteln, von Kernchen und Trennwänden befreien, quer in feine Streifen schneiden. Den Lauch putzen, längs halbieren,

waschen und in feine Ringe schneiden. Die Tomaten waschen, in Schnitze teilen.
Aus Essig, Öl, Salz, Pfeffer eine Salatsauce zubereiten und mit dem Gemüse vermengen. Das Ei fein hacken, die Oliven in dünne Scheibchen schneiden. Beides über den Salat streuen. Die Kresse mit der Schere abschneiden, waschen und als Garnitur obenauf setzen.
Eine Portion enthält: 6 g E, 10 g F, 7 g KH, 140 kcal/590 kJ, ½ BE
Dazu paßt: Vollkornbrot

Pikanter Ananassalat mit Putenbruststreifen 4 Portionen

300 g Putenbrust in 1 cm dicken Scheiben (Aufschnitt)
250 g Chicorée
250 g frische, bereits vorbereitete Ananas
250 g Avocado
4 knackige Salatblätter
125 g Crème fraîche
125 g Magerjoghurt
Salz
frisch gemahlener Pfeffer
Sojasauce
1½ EL feingehackte Petersilie

Die Putenbrust in feine Streifen schneiden. Den Chicorée waschen, den bitteren Keil entfernen, in Ringe schneiden. Die Ananas in kleine Würfel schneiden. Die Avocado längs halbieren, den Kern entfernen, in kleine Würfel schneiden. Die Salatblätter waschen, trockenschwenken. Alle Zutaten locker vermengen und auf den Salatblättern in 4 Glasschüsseln anrichten.
Aus Crème fraîche, Magerjoghurt, Salz, Pfeffer, Sojasauce und feingehackter Petersilie eine kräftig abgeschmeckte Marinade herstellen und darübergeben.
Eine Portion enthält: 27 g E, 20 g F, 18 g KH, 360 kcal/1510 kJ, 1½ BE
Dazu paßt: Grahambrot

Buchweizensalat

4 Portionen

140 g Buchweizen
300 ml Gemüsebrühe
200 g Tomaten
200 g Paprikaschoten
200 g Salatgurke
20 g Pflanzenöl (2 EL)
30 g saure Sahne (2 EL) (10% Fett)
20 ml Essig (2 EL)
Worcestersauce
Salz, Pfeffer
20 g frische Kräuter (4 geh. EL) (Petersilie, Schnittlauch, Dill, Basilikum)

Buchweizen in einem Sieb waschen und in Gemüsebrühe aufkochen. Weitere 20 Minuten leise köcheln, danach ohne Hitzezufuhr etwas ausquellen lassen. Abkühlen lassen.
Tomaten, Paprika und Gurke in Würfel schneiden, mit Buchweizen vermischen. Restliche Zutaten zugeben und den Salat eine halbe Stunde ziehen lassen.
Eine Portion enthält: 5 g E, 7 g F, 30 g KH, 205 kcal/860 kJ, 2½ BE

Grünkernsalat mit Schafskäse

4 Portionen

200 g Grünkern (Dinkel), ganz
250 g grüne Bohnen
Bohnenkraut
250 g Tomaten
100 g Schafskäse (50% Fett)
30 g Pflanzenöl (3 EL)
30 ml Essig (3 EL)
Salz, weißer Pfeffer
1 Bund Basilikum
1 Bund Schnittlauch

Grünkern in etwa der 2fachen Menge Wasser aufsetzen und aufkochen lassen. Dann bei niedriger Hitzezufuhr etwa 30 Minuten gar kochen. Unterdessen Bohnen putzen, waschen und in wenig Wasser mit Bohnenkraut dünsten. Grünkern und Bohnen abkühlen lassen. Aus Öl, Essig, Salz und Pfeffer eine Marinade anrühren. Tomaten achteln, mit Grünkern und Bohnen mischen, Marinade darübergießen. Basilikum fein hacken, Schnittlauch in Röllchen schneiden und beides unterheben. Zuletzt mit zerbröckeltem Schafskäse bestreuen.

Eine Portion enthält: 12 g E, 15 g F, 36 g KH, 330 kcal/1385 kJ, 3 BE
Tip: Statt frischer Bohnen können auch Bohnen aus der Dose verwendet werden.

Naturreissalat mit Sahnehaube

4 Portionen

100 g Naturreis
¼ l Gemüsebrühe
1 TL Kurkuma (Gelbwurz)
200 g Lauch (Porree)
200 g Champignons
200 g grüne Paprikaschoten
20 g Sojasauce (2 EL)
10 g Pflanzenöl (Sesamöl) (1 EL)
½ TL Koriander
½ TL Thymian
Pfeffer, Salz

Sahnehaube:
30 g saure Sahne (2 EL) (10% Fett)
100 g Dickmilch (30% Fett)
10 g Knoblauch
10 g Petersilie (2 EL), feingehackt
Salz, Pfeffer

Naturreis in einem Sieb waschen und in der Gemüsebrühe mit Kurkuma aufkochen. Danach auf kleiner Flamme etwa 45 Minuten zugedeckt köcheln lassen. Auf der Kochplatte ohne Hitzezufuhr etwa 10 Minuten nachquellen lassen.
Lauch putzen, grüne Blätter entfernen, halbieren, gründlich waschen und in feine Streifen schneiden. Champignons putzen und in Blättchen schneiden. Öl in einer beschichteten Pfanne erhitzen und das Gemüse darin andünsten. Gekochten Naturreis unterheben und mit den Gewürzen abschmecken.
Die Zutaten für die Sahnehaube gut verrühren und über den angerichteten Reissalat gießen. Mit Petersilie garnieren.
Eine Portion enthält: 7 g E, 7 g F, 30 g KH, 220 kcal/925 kJ, 2½ BE

Maissalat

4 Portionen

285 g Maiskörner aus der Dose (Einwaage 326 g)
200 g grüne Paprikaschoten
100 g Zwiebeln
80 g Edamer (30% Fett)
100 g Geflügelwurst, mager
10 g Pflanzenöl (1 EL)
20 g Essig (2 EL)
Rosenpaprika
Pfeffer, schwarz
Salz

Maiskörner in einem Sieb abtropfen lassen. Paprikaschoten von Kernen befreien und würfeln. Zwiebeln schälen und fein hacken. Käse und Wurst in feine Streifen schneiden. Alles mit Maiskörnern mischen und mit Öl, Essig und Gewürzen anmachen.
Eine Portion enthält: 13 g E, 8 g F, 18 g KH, 195 kcal/820 kJ, 1½ BE

Variante: *Maissalat mit Thunfisch*

4 Portionen

285 g Maiskörner aus der Dose
200 g grüne Paprikaschoten
100 g Zwiebeln
150 g Thunfisch aus der Dose (Einwaage 185 g)
20 g Essig (2 EL)
Pfeffer, schwarz
Salz

Maiskörner und Thunfisch gut abtropfen lassen, mit Paprika- und Zwiebelwürfeln mischen und mit Essig, Pfeffer und Salz abschmecken.
Eine Portion enthält: 12 g E, 9 g F, 18 g KH, 200 kcal/840 kJ, 1½ BE
Dazu paßt: Roggenbrot

Feiner Eiersalat

4 Portionen

6 hartgekochte Eier
200 g Champignons (am besten frisch)
100 g Gewürzgurke
3 EL gehackte Petersilie und Schnittlauch gemischt
200 g Magerjoghurt
2 TL Tomatenmark
Salz, 1 Spritzer Tabascosauce

Die Eier und die Champignons in Scheiben schneiden. Die Gurke fein würfeln. Den Joghurt mit den Gewürzen verrühren und über den Salat gießen.
Eine Portion enthält: 23 g E, 18 g F, 5 g KH, 270 kcal/1130 kJ, ½ BE

Provenzalischer Fischsalat

4 Portionen

500 g gegartes Fischfilet z. B. Schellfisch
200 g grüne Paprikaschoten
200 g Tomaten
50 g Zwiebeln
10 mit Paprika gefüllte Oliven
100 g Magerjoghurt
100 g Sauerrahm (10% Fett)
2 EL Essig
1 TL Senf
½ TL Meerrettich
Salz, Pfeffer, etwas gehackte Petersilie

Das Fischfilet in grobe Würfel, das Gemüse in feine Streifen schneiden. Die Zwiebel fein hacken, die Oliven in Scheibchen schneiden. Alles locker miteinander vermischen. Aus dem Joghurt, dem Sauerrahm und den Gewürzen eine pikante Marinade rühren und über den Salat geben.
Eine Portion enthält: 25 g E, 5 g F, 6 g KH, 170 kcal/710 kJ, ½ BE
Dazu paßt: Stangenvollkornbrot

4. Leckere Gemüsegerichte

Blumenkohl in Currysauce

4 Portionen

1 kg Blumenkohl
Sauce:
400 ml klare Fleischbrühe (Würfel oder Instantpulver)
50 g Zwiebeln
100 g Bananen
40 g Crème fraîche (30% Fett)
100 g gekochter Schinken

1 TL Currypulver
weißer Pfeffer
1 ML Diät-Bindefix (oder Nestargel bzw. Biobin)
frische Petersilie

Blumenkohl in leicht gesalzenem Wasser 12–15 Minuten bißfest kochen. In der Zwischenzeit die Sauce zubereiten. Zwiebeln fein hacken, Bananen in Scheiben schneiden und beides in kochender Fleischbrühe weichgaren. Etwas heiße Fleischbrühe abnehmen und mit Crème fraîche verrühren. Restliche Brühe mit Zwiebeln und Bananen im Mixer pürieren und zurück in den Topf gießen. Crème fraîche zugeben und gut verrühren. Diät-Bindefix einstreuen und etwa 1 Minute rühren, bis die Sauce eingedickt ist. Zuletzt mit Curry und weißem Pfeffer abschmekken. Blumenkohl in 4 gleiche Portionen teilen, jeweils mit Sauce übergießen, mit Schinkenwürfeln und gehackter Petersilie bestreuen.
Eine Portion enthält: 12 g E, 9 g F, 18 g KH, 200 kcal/840 kJ, 1½ BE
Dazu paßt: Pellkartoffeln, Naturreis oder gekochte Getreidekörner

Blumenkohl »indische Art«

4 Portionen

1 kg Blumenkohl
10 g Nußöl (ersatzweise Pflanzenöl)
50 g Zwiebeln
2 Knoblauchzehen
½ TL Ingwerpulver
1 TL Kreuzkümmel, gemahlen
½ TL Kardamompulver
100 g Tomaten
10 g Erdnüsse, geröstet
300 g Joghurt (1,5% Fett)

Blumenkohl waschen, in Röschen teilen und in wenig leichtgesalzenem Wasser zugedeckt 12–15 Minuten garen. Unterdessen die Sauce zube-

reiten. Zwiebeln schälen, fein hacken und im Öl anbraten. Gewürze, gewürfelte Tomate und zerdrückten Knoblauch dazugeben und einige Minuten bei mittlerer Hitze mitbraten. Hitzezufuhr ausschalten, den Joghurt langsam einrühren und mit Salz abschmecken. Blumenkohl auf vorgewärmten Tellern anrichten und mit der Sauce übergießen. Erdnüsse mahlen oder in einem Mörser zerstoßen und darüberstreuen.
Eine Portion enthält: 10 g E, 5 g F, 12 g KH, 135 kcal/565 kJ, 1 BE
Dazu paßt: Naturreis

Kohlrabi mit Grünkern-Steinpilz-Füllung 4 Portionen

1 kg Kohlrabi (4 à 250 g)
Füllung:
40 g getrocknete Steinpilze
200 g Zwiebeln
20 g Pflanzenöl
200 ml süße Sahne
40 g Grünkernschrot
6 g Gemüse-Instantbrühe (2 TL)
Salz, Pfeffer
½ Bund Petersilie

Steinpilze in ½ Liter Wasser 2–3 Stunden einweichen. Kohlrabi schälen, einen Deckel abschneiden, aushöhlen und im leichtgesalzenen Wasser etwa 15 Minuten garen. Zwiebeln schälen, in Spalten schneiden und in heißem Öl glasig dünsten. Steinpilze mit Einweichwasser und Sahne angießen und aufkochen. Gemüsebrühe-Instantpulver darin auflösen, gewürfeltes Kohlrabigemüse (Inneres und Deckel) zufügen. Grünkernschrot mit wenig Wasser verrühren, zu den Steinpilzen geben und etwa 15 Minuten bei schwacher Hitze garen. Dann mit Salz und Pfeffer abschmecken. Gegarte Kohlrabi mit der Masse füllen und auf 4 Tellern anrichten. Restliche Masse um den Kohlrabi verteilen. Mit Petersilie bestreuen.
Eine Portion enthält: 10 g E, 14 g F, 25 g KH, 270 kcal/1135 kJ, 2 BE
Dazu paßt: Salzkartoffeln, Buchweizen, Naturreis oder Brot

Fenchel mit Kruste

4 Portionen

800 g Fenchel
100 g Zwiebeln
1 Knoblauchzehe
400 g Tomaten (ersatzweise geschälte Tomaten aus der Dose)
20 g Pflanzenöl
Salz, Pfeffer

Kruste:
80 g Vollkorn-Knäckebrot (8 Scheiben, zerbröselt)
30 g Parmesan, gerieben
1 Knoblauchzehe
1 Zitrone, unbehandelt

Fenchel waschen, Stiele abschneiden, Fenchelgrün feinwiegen und beiseite stellen. Fenchelknollen halbieren und in feine Streifen schneiden. Feingehackte Zwiebel und zerdrückten Knoblauch in Öl anbraten, Fenchel zufügen und auf schwacher Hitze unter Umrühren anbräunen. Tomaten in siedendem Wasser blanchieren, enthäuten, kleinschneiden und dem Fenchel zugeben. Salzen und pfeffern und weitere 5 Minuten zugedeckt dünsten. Das Gemüse in eine feuerfeste Form geben. Knäkkebrot im Mixer oder mit Nudelholz zerbröseln, mit Parmesan, abgeriebener Zitronenschale, zerdrücktem Knoblauch gut vermischen und auf dem Gemüse verteilen. Im vorgeheizten Backofen etwa 10 Minuten überbacken.
Eine Portion enthält: 11 g E, 10 g F, 30 g KH, 250 kcal/1050 kJ, 2½ BE

Porree Gratin

4 Portionen

1 kg Porree
400 ml Tomatensaft (oder Dosentomaten)
150 g Mozzarella
Pfeffer, Salz
Worcestersauce
Basilikum

Porree putzen, dunkelgrüne Blätter abschneiden und die Stangen halbieren. Tomatensaft mit Worcestersauce, Basilikum und Pfeffer würzen und in eine feuerfeste Auflaufform gießen. Porree hineinlegen und mit Alufolie abdecken. Im vorgeheizten Backofen bei 200° C etwa 30 Minuten garen. Danach mit Mozzarellascheiben belegen und weitere 10 Minuten überbacken.
Eine Portion enthält: 11 g E, 10 g F, 12 g KH, 180 kcal/755 kJ, 1 BE
Dazu paßt: Kartoffeln

Sellerie »Cordon bleu«

4 Portionen

800 g Knollensellerie
(4 Scheiben à 200 g)
80 g gekochter Schinken
(4 Scheiben à 20 g)
40 g Reibkäse (45% Fett)
1 Ei
Pfeffer, Salz
20 g Weizenkleie
20 g Parmesan, gerieben
5 g Butter oder Margarine

Sellerieknolle in 4 gleiche Scheiben teilen, Ränder schälen und in leicht gesalzenem Wasser nicht ganz weich kochen. Danach abkühlen lassen. Jede Scheibe in der Mitte einschneiden und jeweils mit Schinken und Reibkäse füllen. Ei mit etwas Mineralwasser verquirlen, salzen und pfeffern. Weizenkleie mit Parmesan vermischen. Die Selleriescheiben zuerst im Ei, dann in der Panade wenden. Backblech mit einigen Tröpfchen Öl bepinseln, die Selleriescheiben auf das Blech legen und jeweils etwa 5 Messerspitzen Butter oder Margarine daraufsetzen. Auf der untersten Einschubleiste im vorgeheizten Backofen bei 200° C 30 Minuten backen.
Eine Portion enthält: 16 g E, 8 g F, 7 g KH, 170 kcal/715 kJ, ½ BE
Dazu paßt: Tatarensauce und Salzkartoffeln

Tatarensauce

4 Portionen

200 ml saure Sahne
(10% Fett)
200 g Magerquark
1 Knoblauchzehe
¼ Päckchen TK-Kräuter-mischung
(oder gemischte frische Kräuter)
Salz, schwarzer Pfeffer
1 Cornichon oder Essiggurke

Saure Sahne mit Magerquark, durchgepreßtem Knoblauch und Kräutern verquirlen, feingehackte Gurke unterheben und mit Salz und Pfeffer abschmecken.
Eine Portion enthält: 8 g E, 5 g F, 4 g KH, 95 kcal/400 kJ, – BE
Tip: Diese Sauce paßt auch zu Getreide- und Gemüsebratlingen, gekochtem und gebratenem Gemüse sowie Pellkartoffeln.

Möhrenbratlinge

4 Portionen

500 g Möhren
100 g Vollkorn-Knäckebrot (Wasa plus Ballaststoffe)
2 Eier (Gew. Kl. 4)
50 g Zwiebeln
1 Bund Petersilie, feingewiegt
20 g Sonnenblumenkerne, geröstet
10 g Weizenkleie zum Wälzen
½ TL Öl für's Backblech

Möhren schälen und grob raspeln. Knäckebrot in eine Plastiktüte bröckeln und mit einem Nudelholz oder im Mixer zerbröseln. Zwiebel fein hacken. Alle Rezeptzutaten miteinander verrühren und die Masse 30 Minuten quellen lassen. Weizenkleie auf eine flache Unterlage streuen, aus der Masse 8 Bratlinge formen und in Weizenkleie wälzen. Backblech mit Öl bepinseln, Bratlinge daraufsetzen und flachdrücken. Im vorgeheizten Backofen auf mittlerer Schiene bei 200° C etwa 20 Minuten backen.

Eine Portion (2 Stück) enthält: 9 g E, 6 g F, 24 g KH, 185 kcal/775 kJ, 2 BE

Dazu paßt: Gurkensalat mit Erdnußsauce (Rezept S. 42)

Gemüseauflauf mit Schrot-Käse-Kruste

4 Portionen

300 g Tomaten
300 g Paprikaschoten
300 g Zucchini
300 g Auberginen
150 g Zwiebeln
10 g Knoblauch
30 g Pflanzenöl (3 EL)
Salz, Pfeffer, Thymian, Rosmarin, Basilikum

Kruste:

150 g saure Sahne (10% Fett)
40 g geriebener Edamer (30% Fett)
10 g geriebener Parmesan
100 g Roggenschrot

Krustenzutaten vermischen und 30 Minuten quellen lassen. Gemüse putzen und zerkleinern. Im heißen Öl zuerst Zwiebeln und Paprika, dann das restliche Gemüse andünsten. Mit Knoblauch und Gewürzen abschmecken und in eine feuerfeste Auflaufform geben. Die Krusten-

mischung darüber verteilen und im Backofen bei 200° C etwa 20 Minuten überbacken.
Eine Portion enthält: 12 g E, 15 g F, 26 g KH, 285 kcal/1195 kJ, 2 BE

Tomatenomelette griechische Art 4 Portionen

1 kg Tomaten
30 g Knoblauchbutter
Salz
frisch gemahlener Pfeffer
8 Eier
2 TL Zitronensaft

Die Tomaten mit heißem Wasser überbrühen, schälen, achteln und entkernen. In eine Pfanne geben, mit Salz und Pfeffer würzen und unter Rühren einkochen lassen. Die Knoblauchbutter flockenweise hinzufügen, ebenso den Zitronensaft. Jeweils 2 Eier gut verquirlen, salzen, pfeffern, eine viertel Portion Tomatenpüree in eine zweite Pfanne geben und die Eiermasse darübergießen. Bei geringer Hitze stocken lassen. Auf diese Weise 4 Tomatenomelettes zubereiten.
Eine Portion enthält: 16 g E, 19 g F, 8 g KH, 270 kcal/1135 kJ, ½ BE
Dazu paßt: gemischter grüner Salat und Vollkornbrot

Pikant gefüllte Chinakohlröllchen 4 Portionen

8 Chinakohlblätter
2 l heißes Wasser
4 EL Sojasauce

Für die Füllung:
80 g Zwiebeln
200 g Möhren
100 g frische Champignons
100 g Sojabohnenkeimlinge
2 EL Sonnenblumenöl
3 EL Sojasauce
100 g fertiggegarter Vollkornreis
2 TL Sonnenblumenkerne

Zum Schmoren:
2 EL Sonnenblumenöl
etwa ¼ l Wasser
1–1½ ML Bindemittel (Diät-Bindefix, Nestargel oder Biobin)

Die Chinakohlblätter waschen und putzen. Wasser erhitzen, Sojasauce hinzufügen und die Chinakohlblätter für 3 Minuten darin garen, heraus-

nehmen, mit kaltem Wasser abbrausen und abtropfen lassen. Die Zwiebel schälen, halbieren und längs in feine Streifen schneiden. Die Möhren waschen, putzen und zunächst in etwa 5 cm lange Stücke, dann in feinste Streifen schneiden. Die Champignons waschen, putzen und blättrig schneiden. Die Sojabohnenkeimlinge in ein Sieb geben, unter fließendem kaltem Wasser gut abbrausen und abtropfen lassen. In einer Pfanne Sonnenblumenöl erhitzen, die Zwiebel hineingeben und unter ständigem Rühren goldbraun dünsten. Danach die Möhren hinzufügen und mit 1 EL Sojasauce aufgießen, dabei ständig weiterrühren. Zum Schluß die Champignons und die Keimlinge hineingeben und mit der restlichen Sojasauce aufgießen. Alles so lange unter Rühren weiterköcheln lassen, bis der Gemüsesaft eingekocht ist.
Dann den gegarten Reis und die Sonnenblumenkerne untermischen und alles abkühlen lassen. Auf die vorbereiteten Chinakohlblätter 1–2 EL Füllung geben, zusammenrollen und mit Holzstäbchen befestigen. In einem großen Topf das Sonnenblumenöl erhitzen, die Chinakohlrollen von allen Seiten kräftig anbraten, mit etwas Wasser aufgießen und zugedeckt etwa 20 Minuten schmoren lassen. Nach dem Schmoren herausnehmen und auf eine vorgewärmte Platte legen. Den Bratfond eventuell mit Bindemittel eindicken.
Eine Portion enthält: 10 g E, 18 g F, 21 g KH, 290 kcal/1210 kJ, 1½ BE
Dazu paßt: Petersilienkartoffeln

Gefüllte Zucchini

4 Portionen

400 g Zucchini (2 große à 200 g)
100 g Champignons
30 g Knoblauch
10 g Pflanzenöl
60 g Reibkäse (45% Fett)
Pfeffer, Salz, Muskat
Basilikum, Thymian, Rosmarin
20 g Parmesan, gerieben
10 g gehackte Petersilie (4 TL)
400 ml Tomatensaft

Zucchini längs halbieren und mit einem Teelöffel aushöhlen. Das Fruchtfleisch kleinschneiden, mit blättrig geschnittenen Champignons und der Hälfte vom zerdrückten Knoblauch im Öl weichdünsten. Mit Reibkäse und Gewürzen vermengen. Die Masse in Zucchinischalen

füllen und mit geriebenem Parmesan bestreuen. Tomatensaft mit restlichem Knoblauch und Thymian würzen, in eine feuerfeste Auflaufform gießen, Zucchini hineinsetzen und abgedeckt bei 200° C etwa 30 Minuten im Backofen garen. Weitere 5 Minuten offen überbacken.
Eine Portion enthält: 9 g E, 9 g F, 12 g KH, 165 kcal/695 kJ, 1 BE
Dazu paßt: getoastetes Brot

Gratinierte Zucchini mit Pilzhaube

4 Portionen

600 g Zucchini (4 kleinere à 125 g)
150 g frische Champignons
1 TL Zitronensaft
100 g geräucherter Schinken
50 g Zwiebeln
12 mit Paprika gefüllte Oliven
je 1 EL gehackte Petersilie und Dill
etwas gerebelter Salbei
50 g geriebener Emmentaler

Die Zucchini waschen, trockentupfen und der Länge nach halbieren. Die Champignons putzen, waschen, große Köpfe halbieren oder vierteln. Mit Zitronensaft beträufeln. Den Speck kleinwürfeln, zusammen mit der geschälten und feingehackten Zwiebel in einer Pfanne andünsten. Inzwischen die Oliven feinhacken. Die Pilze und die Oliven zu der Speck-Zwiebel-Mischung geben und zugedeckt etwa 10 Minuten schmoren.
Die vorbereiteten Zucchini in eine Auflaufform geben und mit der Masse bestreichen. Die Kräuter und den geriebenen Käse darüberstreuen. Bei 200° C im Backofen etwa 30 Minuten gratinieren.
Eine Portion enthält: 12 g E, 13 g F, 6 g KH, 190 kcal/800 kJ, ½ BE
Dazu paßt: Naturreis und Tomatensauce (Rezept S. 69)

Auberginen-Tomaten-Auflauf

4 Portionen

500 g Auberginen
3 EL Sojasauce
300 g Zwiebeln
500 g Tomaten
4 Scheiben (je 30 g) Weizenmischbrot
50 g Emmentaler in Scheiben (45% Fett)
½ l saure Sahne (10% Fett)
je 1 TL Thymian und Salbei
1 EL Olivenöl
50 g geriebener Emmentaler

Die Auberginen waschen, den Stielansatz wegschneiden und in nicht zu dicke Scheiben schneiden. In eine Schüssel geben und in der Sojasauce etwa 20 Minuten marinieren lassen. Inzwischen die Zwiebeln schälen und in dünne Ringe schneiden. Die Tomaten waschen, putzen und in Scheiben schneiden. Das Weizenmischbrot toasten, mit den Käsescheiben belegen, dann in eine mit Olivenöl ausgestrichene Auflaufform (4 Liter Inhalt) legen. Die marinierten Auberginenscheiben in eine Mischung aus saurer Sahne und Kräutern tauchen und abwechselnd mit den Zwiebelringen und den Tomaten in die Auflaufform schichten. Obenauf den geriebenen Käse und die restliche saure Sahne. Zum Schluß die Sojasauce-Marinade über den ganzen Auflauf gießen. Zugedeckt bei 200° C im Backofen etwa 50–60 Minuten garen lassen. Vor dem Servieren eventuell mit frischen gehackten Kräutern bestreuen.
Eine Portion enthält: 18 g E, 24 g F, 37 g KH, 435 kcal/1830 kJ, 3 BE
Dazu paßt: grüner Salat

Gefüllte Auberginen in Tomatensauce 4 Portionen

800 g Auberginen (2 à 400 g)
Füllung:
100 g Hirse
200 ml Gemüsebrühe
50 g Zwiebeln
250 g Champignons
100 g Tomaten
20 g Pflanzenöl (2 EL)
100 g Edamer (30% Fett)
¼ Päckchen TK-Kräutermischung
Salz, Pfeffer, Rosmarin
Tomatensauce:
400 ml Tomatensaft
2 Knoblauchzehen
Pfeffer, Thymian
1–2 ML Diät-Bindefix

Auberginen halbieren, das Innere mit einem Teelöffel so weit herausnehmen, daß eine etwa 1 cm dicke Schale entsteht. Gemüsebrühe aus Instantpulver zubereiten, die Hirse darin etwa 20 Minuten garen. Zwiebelwürfel, Champignonscheiben, gewürfeltes Aubergineninneres im heißen Öl etwa 5 Minuten dünsten, Tomatenwürfel zugeben und kurz mitdünsten. Gekochte Hirse, ⅔ des geriebenen Edamers und Kräuter zufügen und gut vermischen. Auberginen mit der Masse füllen.
Tomatensaft mit zerdrücktem Knoblauch, Pfeffer und Thymian würzen und in eine feuerfeste Auflaufform gießen. Auberginen hineinsetzen, mit Alufolie abdecken und im Backofen bei 200° C etwa 40 Minuten garen. Etwa 5 Minuten vor Ende der Garzeit mit restlichem Käse bestreuen und goldgelb überbacken. Auf 4 vorgewärmte Teller je eine Auberginenhälfte legen. Tomatensaft mit etwas Eindickungspulver überstreuen und unter Rühren einmal aufkochen. Die Sauce nach Wunsch mit Salz abschmecken und zu den Auberginen reichen.
Eine Portion enthält: 13 g E, 11 g F, 26 g KH, 255 kcal/1070 kJ, 2 BE
Dazu paßt: grüner Salat

Ratatouille

4 Portionen

20 g Pflanzenöl (2 EL)
200 g Zwiebeln
300 g grüne Paprikaschoten
300 g Auberginen
400 g Tomaten (oder geschälte Tomaten in Dose à 400 g)
2 Knoblauchzehen
Salz, Pfeffer
Oregano, Thymian, Basilikum, Rosmarin
40 g geriebener Parmesan

Öl in einem Topf erhitzen, zunächst Zwiebelringe, dann Paprikastreifen, zuletzt Auberginenscheiben darin anbraten. Geschälte Tomaten zufügen, mit zerdrücktem oder durchgepreßtem Knoblauch, Kräutern, Salz und Pfeffer würzen. Zugedeckt auf kleiner Flamme etwa 15 Minuten dünsten. Mit Parmesan bestreut servieren.
Eine Portion enthält: 7 g E, 8 g F, 15 g KH, 160 kcal/670 kJ, 1 BE
Dazu paßt: Vollkornspaghetti oder Vollkornstangenbrot. Auch als Beilage zu Fleisch

Petersilienmousse mit Tomatensauce

4 Portionen

6 Bund glatte Petersilie
50 g Schalotten (ersatzweise Frühlingszwiebeln)
225 ml klare Fleischbrühe
6 Blatt weiße Gelatine
⅛ l süße Sahne
2 EL Zitronensaft
Salz, weißer Pfeffer

Tomatensauce:
400 g geschälte Tomaten (kleine Dose à 400 g)
20 g Pflanzenöl (2 EL)
50 g Zwiebeln
2 EL Zitronensaft
Cayennepfeffer, Salz
flüssiger Süßstoff

Kleine Förmchen oder Kaffeetassen im Kühlschrank vorkühlen. Gelatine in kaltem Wasser einweichen. Schalotten schälen und fein würfeln. Petersilienblätter von den Stielen zupfen und fein hacken. Sahne steif schlagen. Fleischbrühe aus Instantpulver zubereiten. Ausgedrückte Gelatine in warmer (nicht heißer) Brühe auflösen. Die Brühe im kalten Wasserbad unter Rühren erkalten lassen. Schalotten, Petersilie und Zitronensaft zufügen und so lange rühren, bis die Masse anfängt zu

gelieren. Mit Pfeffer und Salz würzen. Schlagsahne mit einem Schneebesen unterheben. Die Masse in vorgekühlte Förmchen geben und etwa 2 Stunden kühl stellen.
In dieser Zeit Tomatensauce zubereiten. Zwiebeln schälen, sehr fein würfeln und im heißen Öl glasig andünsten. Geschälte Tomaten im Mixer pürieren und zugeben. Mit Zitronensaft, Cayennepfeffer, Salz und Süßstoff kräftig würzen und etwa 5 Minuten bei mittlerer Hitze einkochen lassen, danach abkühlen lassen.
Petersilienmousse mit einem Messer vom Formrand lösen, kurz in warmes Wasser tauchen und auf Teller stürzen. Jeweils mit Tomatensauce anrichten.
Eine Portion enthält: 3 g E, 15 g F, 9 g KH, 185 kcal/775 kJ, ¾ BE
Dazu paßt: Brot
Tip: Die Tomatensauce paßt auch zu anderen Gerichten wie z. B. gratinierte Zucchini mit Pilzhaube (Rezept S. 65).
Eine Portion Tomatensauce enthält: 1 g E, 5 g F, 5 g KH, 70 kcal/295 kJ, ½ BE

5. Getreide und Hülsenfrüchte

Weizen mit Chinakohl

4 Portionen

100 g Weizenkörner
¼ l Hefebrühe
600 g Chinakohl
200 g rote Paprikaschoten
100 g Zwiebeln
20 g Pflanzenöl (2 EL)
2 TL Currypulver
¼ TL Thymian
½ TL Kümmel, gemahlen
20 g Essig (2 EL)
60 g saure Sahne (2 EL) (10% Fett)
10 g Weizenkeime (1 geh. EL)
Salz

Weizenkörner waschen, in Hefebrühe über Nacht einweichen. Am nächsten Tag eingeweichte Weizenkörner mit der Brühe aufkochen und 45 Minuten auf kleiner Flamme zugedeckt garen. Hitzezufuhr abschalten und auf der Kochplatte nachquellen lassen.
Zwiebeln in Würfel, Chinakohl und Paprikaschoten in Streifen schneiden. Öl in einer beschichteten Pfanne erhitzen, erst Zwiebeln, dann Paprika anbraten und etwa 10 Minuten dünsten. Weizenkörner abseihen und die Flüssigkeit auffangen. Weizenkörner und Chinakohl dem Gemüse zufügen, mit Curry, Thymian und Kümmel würzen und weitere 5 Minuten dünsten. Saure Sahne mit etwas Kochwasser und Weizenkeimen sämig verrühren und unterheben. Nicht mehr kochen. Zum Schluß mit Essig und Salz abschmecken.
Eine Portion enthält: 8 g E, 8 g F, 24 g KH, 200 kcal/840 kJ, 2 BE

Hafercurry mit Ei

4 Portionen

150 g Nackthafer (ganze Haferkörner)
½ l Gemüsebrühe
1 Lorbeerblatt
200 g Möhren
200 g Lauch
50 g Zwiebeln
100 g Champignons
10 g Öl (1 EL)
1½ TL Curry
frisch gemahlener Pfeffer
Salz
150 g Vollmilchjoghurt (3,5% Fett)
1 Bund Schnittlauch
4 Eier

Den Hafer in etwas Wasser 2 bis 3 Stunden einweichen, abgießen und mit der Gemüsebrühe zum Kochen bringen. Das Lorbeerblatt hinzufügen und bei geringer Hitzezufuhr etwa 40 Minuten köcheln. In der Zwischenzeit die Gemüse putzen, waschen und kleinschneiden. Das Öl erhitzen, die Zwiebeln darin glasig dünsten, die Möhren und den Lauch dazugeben und ca. 7 Minuten garen. Die geputzten Pilze hinzufügen und weitere 5 Minuten dünsten. Mit Curry überstäuben, mit Salz und Pfeffer würzen. Den Hafer auf einem Sieb abtropfen lassen, die Brühe auffangen, das Lorbeerblatt entfernen. Die Haferkörner unter das Gemüse mischen, eventuell mit etwas Brühe verdünnen, den Joghurt unterziehen und mit reichlich Schnittlauch überstreuen. Die Eier wachsweich kochen, abschrecken, pellen, halbieren und dazu essen.
Eine Portion enthält: 15 g E, 13 g F, 30 g KH, 300 kcal/1230 kJ, 2½ BE

Hirsepflanzerl (Frikadellen)

4 Portionen à 2 Stück

100 g Hirse
¼ l Wasser
5 g Gemüsebrühe-Instant (1 TL)
60 g Zwiebeln
60 g Möhren
20 g Pflanzenöl (2 EL)
20 g Vollkorn-Haferflocken
10 g Parmesan, gerieben
4 g Bierhefe (2 gestr. EL)
½ Bund Petersilie
1 Prise Thymian und Majoran
5 g Sesamsamen (2 TL)
Salz, Pfeffer
Weizenkleie zum Wälzen

Hirse in einem Sieb erst kalt, dann heiß waschen. Gemüsebrühe zubereiten, Hirse zufügen, einmal aufkochen und danach 20 Minuten bei

kleiner Hitzezufuhr köcheln lassen. Hitzezufuhr abstellen und die Hirse etwas nachquellen lassen. Abkühlen lassen.
Zwiebeln in Würfel schneiden. Einen Teelöffel Öl in einer beschichteten Pfanne erhitzen und die Zwiebeln darin anbraten. Möhren schälen, grob raspeln und kurz mit den Zwiebeln dünsten. Abkühlen lassen.
Hirse mit dem Gemüse, Haferflocken, Bierhefe, kleingehackter Petersilie, Parmesan und Gewürzen zu einer nicht zu festen Masse verarbeiten und eine Viertelstunde ruhen lassen. Ist die Masse zu fest, etwas Wasser zugeben, ist sie zu weich, etwas Weizenkleie zugeben. Mit nassen Händen 8 gleich große Laibchen formen. Weizenkleie und Sesamsamen auf eine flache Unterlage streuen und die Laibchen darin von beiden Seiten andrücken. Sie sollten etwa fingerdick bleiben. Öl in einer Pfanne erhitzen und die Pflanzerl von beiden Seiten knusprig braten. Mit Mixed Pickles oder Cornichons servieren.
Eine Portion enthält: 5 g E, 7 g F, 25 g KH, 185 kcal/775 kJ, 2 BE

Hirseauflauf mit Äpfeln

4 Portionen

100 g Hirse
¼ l Wasser
2 Nelken
Salz
300 g Äpfel
Rumaroma
20 g Rosinen
20 g gehackte Haselnüsse
Zimt, Kardamom, Ingwerpulver
1 Zitrone (Saft und Schale)
20 g Halbfettmargarine
flüssiger Süßstoff
5 g Weizenkleie (1 EL)

Hirse in einem Sieb erst kalt, dann heiß waschen. Im leicht gesalzenen Wasser mit Nelken zum Kochen bringen und danach auf kleiner Flamme zugedeckt 20 Minuten garen. Hitzezufuhr abstellen und etwas nachquellen lassen. Nelken herausnehmen.
Rosinen in wenig Wasser und einigen Tropfen Rumaroma kurz aufkochen und ziehen lassen. Äpfel schälen, entkernen, in dünne Scheiben schneiden, mit Zitronensaft beträufeln. Alle Zutaten vermischen.
Eine Auflaufform mit wenig Halbfettmargarine ausstreichen und mit Weizenkleie bestreuen. Die Masse in die Auflaufform geben, restliche Halbfettmargarine in Flöckchen darauf verteilen. Im vorgeheizten Backofen bei 200° C etwa 30 Minuten backen.
Eine Portion enthält: 4 g E, 7 g F, 31 g KH, 200 kcal/840 kJ, 2½ BE

Süße Hirsepfannkuchen

4 Portionen

100 g Hirse
½ l Milch (3,5% Fett)
⅛ l Mineralwasser
4 Eier
1 Prise Salz
20 g Fett zum Ausbacken
500 g Speisequark (mager)
⅛ l Buttermilch
1 Vanillestange
flüssiger Süßstoff
1 Zitrone
500 g Erdbeeren

Die Hirse mit der Milch aufkochen, 30 Minuten bei geringer Hitze ausquellen lassen. Die Eier daruntermischen, mit einer Prise Salz würzen, nach und nach das Mineralwasser unterrühren, bis der Teig dickflüssig ist. In dem erhitzten Fett nacheinander 8 Pfannkuchen ausbacken.
Den Quark mit der Buttermilch verrühren. Die Vanillestange der Länge nach aufschlitzen, das Mark herausschaben und unter den Quark rühren. Dann Süßstoff nach Geschmack hineingeben. Mit etwas abgeriebener Zitronenschale und -saft aromatisieren. Die Erdbeeren waschen, putzen, größere halbieren und locker unter die Quarkcreme geben. Die Pfannkuchen mit dieser Creme füllen und servieren.
Eine Portion enthält: 36 g E, 19 g F, 37 g KH, 460 kcal/1900 kJ, 3 BE

Buchweizen mit Paprikagemüse

4 Portionen

140 g Buchweizen
300 ml Gemüsebrühe
40 g Pflanzenöl (4 EL)
800 g Paprikaschoten (grüne, gelbe, rote)
200 g Zwiebeln
15 g Knoblauch
40 ml trockener Sherry (4 EL)
Salz

Buchweizen in einem Sieb waschen. Gemüsebrühe aus heißem Wasser und Instantpulver zubereiten, Buchweizen zugeben, einmal aufkochen und weitere 20 Minuten leicht köcheln lassen. Danach ohne Hitzezufuhr etwas nachquellen lassen.
Öl in einer beschichteten Pfanne erhitzen und die in Ringe geschnittene Zwiebel anbraten. Paprikaschoten in Achtel schneiden, inneren Kern entfernen und mit der Zwiebel kurz mitdünsten. Gepreßten Knoblauch,

Salz und Sherry zufügen, umrühren und auf kleiner Flamme 10–15 Minuten zugedeckt garen. Zum Buchweizen servieren.
Eine Portion enthält: 7 g E, 12 g F, 36 g KH, 280 kcal/1175 kJ, 3 BE

Naturreis mit chinesischem Gemüse 4 Portionen

100 g Naturreis
¼ l Gemüsebrühe
10 g Sojasauce (1 EL)
200 g Möhren
200 g Paprika, gelb
600 g Chinakohl
20 g Sojasauce (2 EL)
½ TL Ingwerpulver
1 Prise Cayennepfeffer
½ TL Currypulver
20 g Pflanzenöl (2 EL)
40 ml trockener Sherry oder Weißwein (4 EL)
Salz

Naturreis in einem Sieb waschen und in der Gemüsebrühe mit Sojasauce einmal aufkochen. Danach auf kleiner Flamme etwa 45 Minuten zugedeckt köcheln lassen. Auf der Kochplatte ohne Hitzezufuhr etwa 10 Minuten nachquellen lassen.
Gemüse putzen und in kleine Streifen schneiden. Öl in einer beschichteten Pfanne erhitzen und das Gemüse darin anbraten. Sherry, Sojasauce und Gewürze zugeben und etwa 5 Minuten auf kleiner Flamme zugedeckt dünsten. Zum Naturreis servieren.
Eine Portion enthält: 6 g E, 6 g F, 30 g KH, 200 kcal/840 kJ, 2½ BE

Vollkornnudeln mit Champignon-Sahne-Sauce 4 Portionen

160 g Vollkornnudeln (Spiralen, Hörnchen oder Bandnudeln)
400 g Champignons
50 g Zwiebeln
10 g Knoblauch
20 g Pflanzenöl (2 EL)
150 g saure Sahne (10% Fett)
100 g Magerquark
20 g Schnittlauch (4 EL)
Salz, weißer Pfeffer

Vollkornnudeln nach Packungsanleitung bißfest kochen, abseihen und abtropfen lassen.
Zwiebeln würfeln und im heißen Öl glasig dünsten. Champignons putzen und in feine Blättchen schneiden. Mit Zwiebeln kurz andünsten.

Saure Sahne mit Magerquark und zerdrücktem Knoblauch sehr gut verrühren und den Champignons zufügen. Nudeln unterheben, mit Pfeffer und Salz abschmecken. Ohne weiteres Kochen etwas durchziehen lassen. Jede Portion mit 1 EL Schnittlauchröllchen bestreuen.
Eine Portion enthält: 14 g E, 10 g F, 30 g KH, 265 kcal/1115 kJ, 2½ BE

Blaukrautfleckerl

4 Portionen

120 g Vollkorn-Bandnudeln
800 g Blaukraut (Rotkohl)
100 g Zwiebeln
20 g Pflanzenöl (2 EL)
100 g roher Schinken
1 TL Pilzpulver
Kümmel, Salz, weißer Pfeffer
Nelkenpulver
Lorbeerblatt

Vollkorn-Bandnudeln im leicht gesalzenen Wasser mit einigen Tröpfchen Öl etwa 12 Minuten bißfest kochen. Unter kaltem Wasser abschrecken und abtropfen lassen.
Blaukraut fein hobeln oder in feine Streifen schneiden und im Wasser mit Kümmel, Nelkenpulver, Lorbeerblatt und Salz etwa 30 Minuten garen. Abseihen und abtropfen lassen. Zwiebeln in Würfel schneiden und im heißen Öl goldgelb anbraten. Rohen Schinken in Würfel schneiden und mit den Zwiebeln kurz mitbraten. Erst Blaukraut, dann Vollkorn-Bandnudeln zufügen und weitere 5 Minuten braten. Mit Peffer und Pilzpulver abschmecken.
Eine Portion enthält: 13 g E, 15 g F, 32 g KH, 315 kcal/1325 kJ, 2½ BE

Vollkorn-Spaghetti mit Brokkoli und Sesam

4 Portionen

200 g Vollkorn-Spaghetti
400 g Brokkoli (nur Röschen)
40 g Pflanzenöl
20 g Sesamsamen
2 Knoblauchzehen
Salz

Brokkoli putzen, dicke Stiele abschneiden und in Röschen teilen. In einem großen Topf reichlich Wasser erhitzen, Salz und 2–3 Tröpfchen Öl zugeben. Vollkorn-Spaghetti in das kochende Wasser hineinschütten, umrühren und 5 Minuten leise kochen. Dann Brokkoliröschen zugeben und weitere 7 Minuten kochen. Inzwischen Öl in einer Pfanne

erhitzen, Sesamsamen und durchgepreßten Knoblauch darin goldgelb rösten. Spaghetti mit Brokkoli in ein Sieb gießen, abtropfen lassen und zurück in den Topf geben. Das Öl mit Sesamsamen darübergießen, gut vermischen und auf 4 Teller verteilen.
Eine Portion enthält: 10 g E, 14 g F, 36 g KH, 310 kcal/1300 kJ, 3 BE
Tip: Brokkolistiele können für eine Suppe verwendet werden.

Bohnentopf mit Champignons

4 Portionen

200 g weiße Bohnen, getrocknet
400 ml Wasser
100 g Lauch
100 g Möhren
2 gestr. TL klare Gemüsebrühe (Instant)
Thymian, Rosmarin, Bohnenkraut
20 g Pflanzenöl (2 EL)
200 g Champignons
50 g Zwiebeln
Pfeffer, frisch gemahlen
Petersilie
1 ML Diät-Bindefix
½ TL Pilzpulver

Bohnen gut waschen und in Wasser über Nacht einweichen. Am nächsten Tag im frischen Wasser (400 ml) aufkochen und etwa 20 Minuten bei geringer Hitze kochen. In der Zwischenzeit Lauch gründlich waschen und in Ringe schneiden, Möhren schälen und in dünne Scheiben schneiden. Beides unter die Bohnen mischen, Kräuter zugeben und weitere 10 Minuten kochen. Gemüsebrühe zugeben und unter Rühren auflösen. Champignons putzen, waschen und vierteln. Zwiebeln schälen und fein hacken. Im heißen Öl zunächst Zwiebeln glasig dünsten, dann Champignons zugeben und zugedeckt etwa 10 Minuten dünsten. Die Champignons unter die Bohnen mischen, mit Pilzpulver und frisch gemahlenem Pfeffer würzen. Diät-Bindefix einstreuen und unter Rühren auflösen. Mit feingewiegter Petersilie servieren.
Eine Portion enthält: 14 g E, 7 g F, 27 g KH, 225 kcal/945 kJ, 2 BE
Dazu paßt: Brot

Bohnen mit Vollkorn-Spiralen

4 Portionen

160 g weiße Bohnen, getrocknet
100 g Vollkorn-Spiralen
20 g Pflanzenöl (2 EL)
60 g Zwiebeln
200 g Knollensellerie
10 g Tomatenmark (2 TL)
2 Knoblauchzehen
6 g Gemüsebrühe-Instantpulver
Rosmarin, Oregano, Bohnenkraut
Salz, Pfeffer

Bohnen über Nacht in Wasser einweichen. Am nächsten Tag Einweichwasser abgießen und im frischen Wasser (1 Liter) etwa 1 Stunde kochen, bis sie weich sind. Die Hälfte der Bohnen mit so viel Kochwasser im Mixer pürieren, bis ein weicher Brei entsteht. Öl in einem Topf erhitzen, Zwiebel- und Selleriewürfel darin etwa 5 Minuten dünsten. Übrige gekochte Bohnen samt Kochwasser, Tomatenmark, Kräuter und Gemüse-Instantpulver zugeben und aufkochen. Dann Vollkorn-Spiralen zugeben und 12 Minuten köcheln lassen. Bohnenbrei, zerdrückten Knoblauch und Pfeffer unterrühren und kurz mit erwärmen.
Eine Portion enthält: 14 g E, 7 g F, 38 g KH, 270 kcal/1135 kJ, 3 BE
Tip: Statt getrockneter Bohnen können 500 Gramm weiße Bohnen aus der Dose verwendet werden. In dem Fall Bohnen mit Flüssigkeit abwiegen und mit etwa 700 ml aus Instantpulver zubereiteter Gemüsebrühe strecken. Weiter wie im Rezept angegeben fortfahren.

Französische Bohnen

4 Portionen

200 g weiße Bohnen, getrocknet
20 g Pflanzenöl (2 EL)
100 g Zwiebeln
400 g geschälte Tomaten aus der Dose (1 Dose à 400 g)
Salz, Pfeffer
1 Knoblauchzehe
1 EL Zitronensaft
flüssiger Süßstoff
¼ TL Bohnenkraut
1 Lorbeerblatt

Bohnen über Nacht einweichen und am nächsten Tag im frischen Wasser etwa 1 Stunde kochen, bis sie weich sind. Während des Kochens Lorbeerblatt und Bohnenkraut zugeben. Bohnen über ein Sieb gießen

und abtropfen lassen. Zwiebeln schälen, fein würfeln und im heißen Öl glasig dünsten. Tomaten zugeben, leise köcheln lassen, bis die Flüssigkeit verdampft und eine dickliche Tomatensauce entsteht. Abgetropfte Bohnen, durchgepreßten Knoblauch und Salz zugeben und umrühren. Mit Zitronensaft, flüssigem Süßstoff und Pfeffer abschmecken.
Eine Portion enthält: 13 g E, 6 g F, 25 g KH, 210 kcal/880 kJ, 2 BE
Dazu paßt: kurzgebratenes, gegrilltes oder gekochtes Fleisch

Chili-Bohnen mit Sojasplittern

4 Portionen

100 g Sojasplitter (Sojaprodukt nach »Hackfleischart«)
¾ l Fleischbrühe (Instant oder Würfel)
20 g Pflanzenöl (2 EL)
100 g Zwiebeln
200 g rote Paprikaschoten
800 g gebackene Bohnen in Tomatensauce (2 Dosen à 400 g)
1 TL Chilipulver
Salz, Pfeffer

Sojasplitter in 200 ml heißer Fleischbrühe etwa 15 Minuten einweichen. Inzwischen Zwiebeln schälen und fein würfeln. Paprikaschoten in Streifen schneiden. Öl in einem Topf erhitzen, erst Zwiebeln, dann Paprika darin dünsten. Eingeweichte Sojasplitter zugeben, restliche Fleischbrühe aufgießen und etwa 10 Minuten garen. Bohnen und Chilipulver zugeben und weitere 10 Minuten kochen lassen. Mit Salz und Pfeffer nachwürzen.
Eine Portion enthält: 23 g E, 8 g F, 35 g KH, 305 kcal/1280 kJ, 3 BE
Tip: Statt Sojasplittern kann 300 g Tatar (Schabefleisch vom Rind) verwendet werden. In dem Fall wird das Fleisch mit Zwiebeln und Paprika kurz angebraten und nur ½ Liter Fleischbrühe aufgegossen.
Eine Portion enthält: 26 g E, 10 g F, 35 g KH, 345 kcal/1450 kJ, 3 BE

Rote Linsen

4 Portionen

240 g rote Linsen
20 g Pflanzenöl (2 EL)
100 g Zwiebeln
200 g Porree
200 g Möhren
2 Lorbeerblätter
1 TL Kurkuma
¼ TL Koriander
¼ TL Kreuzkümmel
¼ TL Knoblauchpulver
Salz
100 g Sahne-Dickmilch (10% Fett)
1 Bund Schnittlauch

Möhren schälen und grob raspeln. Zwiebeln schälen und würfeln. Porree putzen, Wurzelansatz und grüne Blätter abschneiden, gründlich waschen und in Ringe schneiden. Öl erhitzen und das Gemüse darin glasig dünsten. Gewürze zugeben und kurz mitdünsten. Linsen in einem Sieb unter fließendem Wasser waschen und zugeben. Mit doppelter Menge Wasser (etwa 500 ml) auffüllen, salzen und aufkochen. Dann zugedeckt bei kleiner Hitze etwa 15 Minuten garen. Das Wasser muß vollkommen aufgenommen worden sein. Linsen auf Teller anrichten, jeweils eine Haube aus Sahne-Dickmilch darauf setzen und mit Schnittlauchröllchen bestreuen.
Eine Portion enthält: 17 g E, 9 g F, 38 g KH, 300 kcal/1260 kJ, 3 BE

Linsenküchlein mit Paprikasauce

4 Portionen

50 g Zwiebeln
20 g Pflanzenöl (2 EL)
150 g gelbe Linsen
⅜ l Fleischbrühe (Instant)
1 Knoblauchzehe
30 g Maismehl (3 EL)
2 Eigelb
Salz
frisch gemahlener Pfeffer
1 TL Oregano

Für die Sauce:
350 g rote Paprikaschoten
10 g Pflanzenöl (1 EL)
½ TL Paprikapulver, edelsüß
20 g Crème fraîche (1 EL)

Die Zwiebel schälen, fein hacken und in ½ EL Pflanzenöl weichdünsten. Die Linsen hinzufügen, mit der Fleischbrühe aufgießen und zugedeckt 25 Minuten bei geringer Wärmezufuhr kochen. Anschließend die abgekühlten Linsen mit dem Pürierstab des Handrührgeräts zerkleinern.

Den Knoblauch schälen, zerdrücken und in das Püree geben. Das Maismehl und das Eigelb unterarbeiten und die Masse mit Salz, Pfeffer und Oregano kräftig abschmecken. Mit nassen Händen 8 handtellergroße Küchlein formen und in 1½ EL Pflanzenöl auf jeder Seite 2 bis 3 Minuten braten. Warm stellen.
Inzwischen für die Sauce die Paprikaschoten vom Kernhaus befreien, waschen und in schmale Streifen schneiden. 3 Streifen in Würfel schneiden, die übrigen 15 Minuten in heißem Pflanzenöl andünsten, mit ⅛ l Wasser ablöschen. Mit Paprikapulver, Salz, Pfeffer würzen und die Crème fraîche hinzufügen, im Mixer pürieren. Die Sauce wieder kurz erhitzen, die Paprikawürfelchen dazugeben und zu den Linsenküchlein servieren.
Eine Portion enthält: 12 g E, 14 g F, 29 g KH, 290 kcal/1220 kJ, 2½ BE
Dazu paßt: Vollkornnudeln oder ein gemischter Salat

Linsen-Nuß-Pastete

4 Portionen

230 g Linsen (aus der Dose)
100 g Haselnüsse
100 g Tomatenpüree (oder geschälte Tomaten aus der Dose)
1 Ei
30 g Sojamehl, halbfett
1 große Knoblauchzehe
¼ TL Oregano, getrocknet
1 gestr. TL Salz
¼ TL schwarzer Pfeffer
2–3 Tropfen Öl für die Backform
1 TL Weizenkleie

Haselnüsse im Backofen etwa 15 Minuten bei 170° C rösten, die Hälfte von ihnen fein mahlen, die andere Hälfte grob hacken. Linsen, Tomaten und Knoblauch im Mixer pürieren, Sojamehl, Haselnüsse, leicht verquirltes Ei, Oregano, Salz und Pfeffer zugeben und zu einem breiigen Teig verrühren. Den Teig etwa 1 Stunde ruhen lassen. Eine kleine Pastetenform oder eine Kastenbackform mit Öl auspinseln und mit Weizenkleie bestreuen. Den Teig hineingeben und glattstreichen. Im Backofen mit Alufolie zugedeckt etwa 1¼ Stunden bei 200° C backen. Abkühlen lassen, dann aus der Backform herausnehmen.
Eine Portion enthält: 17 g E, 18 g F, 25 g KH, 330 kcal/1385 kJ, 2 BE
Dazu paßt: Tomatensauce (Rezept S. 68) und Blattsalat oder Cumberlandsauce (Rezept S. 120)

Anmerkung: Statt Linsen aus der Dose können 75 g getrocknete Linsen verwendet werden. In dem Fall Linsen in 225 ml Wasser 2–3 Stunden einweichen und dann etwa 30 Minuten kochen. Abkühlen lassen und weiter wie im Rezept angegeben fortfahren.

Kichererbsentopf

4 Portionen

200 g Kichererbsen
¾ l Gemüsebrühe (Instant)
1 Bund Suppengrün
50 g Zwiebeln
200 g Lauch
200 g Tomaten
200 g Chinakohl
20 g Butter oder Margarine
Salz
frisch gemahlener Pfeffer
1 TL Thymian
150 g Kalbsbrät
2 TL gehackte Petersilie

Die Kichererbsen in etwas Wasser einweichen, entweder über Nacht oder für ein paar Stunden. Dann in der Gemüsebrühe 40–45 Minuten kochen. Das gewaschene und kleingeschnittene Suppengrün 5 Minuten vor Ende der Garzeit hinzufügen. Die Zwiebel fein würfeln. Den Lauch putzen, waschen und in Ringe schneiden, die Tomaten überbrühen, häuten, dann achteln. Den Kohl putzen, waschen und in breite Streifen schneiden. Das Fett erhitzen, die Zwiebel darin glasig dünsten, den Lauch hinzufügen und 5 Minuten mit dünsten. Danach Tomaten und den Kohl hinzugeben, würzen und alles unter die Kichererbsen rühren. Das Kalbsbrät mit feingehackter Petersilie gründlich mischen, mit 2 Teelöffeln kleine Klöße von der Masse abstechen und diese im Eintopf sanft gar ziehen lassen. Nochmals abschmecken.
Eine Portion enthält: 16 g E, 16 g F, 30 g KH, 325 kcal/1365 kJ, 2½ BE

6. Fleisch-, Geflügel- und Fischgerichte

Schweinemedaillons mit Rosenkohlpüree 4 Portionen

320 g Schweinefilet (4 Scheiben à 80 g)
1 EL Pflanzenöl
Salz, Pfeffer, Knoblauchpulver
1 kg Rosenkohl
80 g Vollkorn-Knäckebrot (oder Vollkornbrösel)
1 Zitrone (Saft und Schale)
1 EL Walnußöl (oder Sesam- oder Sonnenblumenöl)
¼ TL Muskat, gemahlen
Salz, weißer Pfeffer
Tabasco

Schweinefilet in 4 Scheiben schneiden, mit Pfeffer und Knoblauch würzen. Öl in einer beschichteten Pfanne erhitzen und die Medaillons von beiden Seiten braten.
Rosenkohl putzen, waschen und in Salzwasser etwa 15 Minuten weich kochen. Knäckebrot zerbröseln. Im Mixer Rosenkohl mit Öl, Bröseln und so viel Kochwasser pürieren, bis ein dicker Brei entsteht. Mit Tabasco, Zitronensaft, Muskat, Salz und Pfeffer abschmecken. Das Püree zu den Schweinemedaillons reichen.
Eine Portion enthält: 30 g E, 17 g F, 24 g KH, 370 kcal/1555 kJ, 2 BE
Tip: Rosenkohlpüree schmeckt kalt ebenso gut. Es paßt zu rohem Schinken oder Kasseler. Wer auf Fleisch verzichten will, bestreut das Rosenkohlpüree einfach mit gehackten Haselnüssen oder gerösteten Sonnenblumenkernen.
Eine Portion Rosenkohlpüree enthält: 15 g E, 5 g F, 24 g KH, 205 kcal/860 kJ, 2 BE
20 g Haselnüsse enthalten: 3 g E, 12 g F, 3 g KH, 130 kcal/545 kJ, – BE
20 g Sonnenblumenkerne enthalten: 5 g E, 10 g F, 1 g KH, 135 kcal/565 kJ, – BE

Rindsroulade mit Bananenfüllung

4 Portionen

320 g Rindsrouladen (2 Scheiben à 160 g)
Füllung:
1 EL scharfer Senf
200 g Bananen (2 mittelgroße grüne)
10 g Parmesan, gerieben
frisch gemahlener schwarzer Pfeffer
10 g Pflanzenöl (1 EL)
300 ml Wasser
2 EL Sojasauce
1–1,5 ML Diät-Bindefix, Nestargel oder Biobin

Rindsrouladen klopfen, mit Senf bestreichen, Parmesan darüberstreuen und pfeffern. Mit jeweils einer Banane aufrollen und mit Fleischspießchen oder Faden zusammenhalten. Im heißen Öl von allen Seiten kräftig anbraten, etwas Wasser angießen und zugedeckt 20 Minuten schmoren lassen. Dann Rouladen herausnehmen und warm stellen. Bratfond mit restlichem Wasser und Sojasauce verrühren, Diät-Bindefix einstreuen und unter Rühren aufkochen, bis die Sauce eingedickt ist. Rouladen halbieren und auf 4 vorgewärmte Teller legen. Die Sauce darübergießen.
Eine Portion enthält: 19 g E, 6 g F, 12 g KH, 180 kcal/755 kJ, 1 BE
Dazu paßt: Curry-Naturreis und gedünsteter Rosenkohl

Mariniertes Rinderfilet mit Sojabohnenkeimlingen

4 Portionen

600 g Rinderfilet
1½ ML Bindemittel (Diät-Bindefix, Nestargel oder Biobin)
2 EL Wasser
5 EL Sojasauce
2 EL trockener Sherry
10 Tropfen Süßstoff
3 Frühlingszwiebeln mit Grün (75 g)
1 Knoblauchzehe
400 g Sojabohnenkeimlinge
3 EL Öl
⅛ l Fleischbrühe
Salz
frisch gemahlener Pfeffer

Das Rinderfilet unter fließendem kaltem Wasser abspülen, mit Küchenkrepp trockentupfen, in 3 × 3 cm große Würfel schneiden. Für die

Marinade das Bindemittel in Wasser anrühren, Sojasauce, Sherry und Süßstoff hinzugeben. Eine der Frühlingszwiebeln putzen, waschen, schräg aufschneiden, hinzufügen. Die Knoblauchzehe schälen, durch die Presse drücken, ebenfalls untermischen. Die Marinade über den Fleischwürfeln verteilen, 10 Minuten stehenlassen, hin und wieder wenden. Die Sojabohnenkeimlinge waschen, abtropfen lassen. Das Öl in einer Pfanne erhitzen, Fleischwürfel etwas abtropfen lassen und am besten in 2 Portionen bei sehr starker Hitze kurz anbraten. Die Sojabohnenkeimlinge hinzufügen, mit Fleischbrühe aufgießen. Die Pfanne mit einem Deckel verschließen und alles 5 Minuten garen. Die restliche Marinade einrühren, nochmals kurz aufkochen lassen. Mit Salz und Pfeffer abschmecken. Die restlichen 2 Frühlingszwiebeln putzen, waschen, schräg aufschneiden, daruntergeben. In eine vorgewärmte Schüssel geben und servieren.
Eine Portion enthält: 32 g E, 15 g F, 13 g KH, 315 kcal/1325 kJ, 1 BE
Dazu paßt: körnig gekochter Naturreis

Auberginen Cremona

4 Portionen

600 g Auberginen (2 Stück à 300 g)
200 g Tatar (Schabefleisch vom Rind)
60 g Naturreis
2 TL Senf
Salz, Pfeffer
Oregano
800 g geschälte Tomaten aus der Dose
2 Knoblauchzehen
Thymian
150 g Mozzarella
1 Bund Petersilie

Naturreis in leicht gesalzenem Wasser 40 Minuten kochen, dann abkühlen lassen. Auberginen längs halbieren und mit einem Teelöffel aushöhlen, daß eine 2 cm dicke Schale übrigbleibt. Auberginen-Fruchtfleisch klein würfeln, mit gekochtem Reis, Hackfleisch und Gewürzen mischen. Auberginenschalen salzen, pfeffern und mit der Hackfleischmischung füllen. Tomaten mit Thymian, zerdrücktem Knoblauch und Salz würzen. In eine feuerfeste Form Tomaten gießen, Auberginen daraufsetzen und mit Mozzarellascheiben belegen. Im vorgeheizten Backofen bei 200° C etwa 40 Minuten mit Alufolie abgedeckt backen. Dann ohne

Alufolie etwa 5 Minuten goldgelb überbacken. Mit feingehackter Petersilie servieren.

Eine Portion enthält: 18 g E, 9 g F, 25 g KH, 255 kcal/1070 kJ, 2 BE

Dazu paßt: Vollkornstangenbrot

Gebratene Austernpilze koreanisch

4 Portionen

250 g Rinderfilet
2 EL Öl
2 EL Butter
Salz
frisch gemahlener schwarzer Pfeffer
50 g Zwiebeln
1 Knoblauchzehe
70 g Möhren
150 g Auberginen
500 g Austernpilze
4 EL Sojasauce
2 EL Sesamöl
2 EL Sesamsamen
2 Frühlingszwiebeln

Sesamsamen in einer beschichteten Pfanne trocken rösten. Das Rinderfilet in dünne Scheiben, dann in schmale Streifen schneiden. Das Öl und die Butter in einer breiten Pfanne erhitzen. Das Fleisch darin portionsweise kräftig anbraten. Salzen, pfeffern, herausnehmen und warm stellen. Die Zwiebel schälen, fein hacken und im verbliebenen Bratfett andünsten. Den Knoblauch schälen, durch die Presse drücken und dazugeben. Die Möhre schälen, fein würfeln und in die Pfanne geben. Die Aubergine waschen, vom Stengelansatz befreien, fein würfeln, hinzufügen und unter Rühren 8 Minuten dünsten. Die Austernpilze von Wachstumsresten wie Stroh säubern, den Strunk abschneiden, untermischen und alles 1 Minute bei kräftiger Hitze braten. Das Gemüse mit Salz, Pfeffer, Sojasauce, Sesamöl und gerösteten Sesamsamen würzen. Das Fleisch untermischen und erhitzen. Die Frühlingszwiebeln putzen, waschen und in schmale Ringe schneiden, kurz vor dem Servieren einstreuen.

Eine Portion enthält: 17 g E, 18 g F, 9 g KH, 270 kcal/1135 kJ, ½ BE

Dazu paßt: Naturreis

Tatarpflanzerl (Frikadellen)

4 Portionen à 2 Pflanzerl

200 g Weißkohl
200 g Tatar (Schabefleisch vom Rind)
100 g Magerquark
100 g Zwiebeln
1 Ei
1 TL Senf
Salz, Pfeffer
Majoran
Muskat
20 g Weizenkleie

Weißkohl in leicht gesalzenem Wasser weich kochen. Abkühlen lassen und dann in feine Streifen schneiden. In eine Schüssel alle übrigen Zutaten außer Weizenkleie abmessen, Weißkohlstreifen zugeben und einen pikanten Teig zubereiten. 8 Pflanzerl formen und in Weizenkleie wenden. Eine beschichtete Pfanne auf Mittelhitze erwärmen und die Pflanzerl ohne Fett darin von beiden Seiten braten.

Eine Portion (2 Pflanzerl) enthält: 17 g E, 3 g F, 5 g KH, 120 kcal/505 kJ, ½ BE

Dazu paßt: Salzkartoffeln und Gewürzgurken oder anderes eingelegtes Gemüse

Tip: Die Tatarpflanzerl können kalt als Brotbelag gegessen werden.

Saltimbocca mit Blattspinat (Kalbsschnitzel mit Salbei)

4 Portionen

400 g Kalbsschnitzel (4 dünne Schnitzel à 100 g)
40 g Schinken, roh, geräuchert (4 Scheiben à 10 g)
16 frische Salbeiblätter (ersatzweise getrocknet)
20 g Pflanzenöl (2 EL)
Salz, Pfeffer
600 g TK-Blattspinat (2 Packungen à 300 g)
10 g Pflanzenöl (1 EL)
1 Knoblauchzehe
½ Zitrone (Saft)
Salz, weißer Pfeffer

Öl erhitzen, Schinkenscheiben kurz anbraten und warm stellen. Ebenso die Salbeiblätter. Kalbsschnitzel würzen und in derselben Pfanne von jeder Seite 2 Minuten kräftig braten. Auf jedem Schnitzel eine Scheibe Schinken und 2 Salbeiblätter anrichten.

TK-Blattspinat nach Packungsanweisung auftauen und kurz dünsten.

Mit Öl, Zitronensaft, zerdrücktem Knoblauch, Salz und Pfeffer würzen.
Eine Portion enthält: 26 g E, 13 g F, – g KH, 225 kcal/945 kJ, –BE
Dazu paßt: Salzkartoffeln

Kalbsragout in Kräutersahne

4 Portionen

500 g Kalbfleisch (Halsgrat), in Würfel geschnitten
1 Bund Frühlingszwiebeln (ca. 100 g)
20 g Pflanzenöl (2 EL)
1/8 l Fleischbrühe
Salz
frisch gemahlener weißer Pfeffer
2 Bund Petersilie
1/2 unbehandelte Zitrone
200 g saure Sahne (10% Fett)
je eine Handvoll Sauerampfer und Kerbel

Die Zwiebeln putzen, das Zwiebelgrün abschneiden und für die Sauce beiseite legen. Die Zwiebeln in Ringe schneiden und mit dem Fleisch in heißem Pflanzenöl anbraten. Die Brühe dazugießen, den Bratfond damit lösen. Mit Salz und Pfeffer würzen und zugedeckt 50 Minuten schmoren. Das Zwiebelgrün und die Petersilie fein schneiden. Die Zitronenschale dünn abschälen und fein hacken. Die Zitrone auspressen und mit dem Zwiebelgrün, der Petersilie, der sauren Sahne unter das Fleisch mischen und weitere 5 Minuten garen. Inzwischen den Sauerampfer waschen und fein hacken, den Kerbel zupfen. Das Ragout anrichten und mit den Kräutern bestreuen.
Eine Portion enthält: 25 g E, 11 g F, 4 g KH, 215 kcal/905 kJ, –BE
Dazu paßt: Naturreis und grüner Salat

Kalbfleisch-Gemüse-Topf aus Italien 4 Portionen

400 g Kalbfleisch (Schulter)
100 g Zwiebeln
2 Knoblauchzehen
200 g rote Paprikaschoten
250 g Blumenkohl
250 g Staudensellerie
250 g Zucchini
4 EL Öl
Salz
frisch gemahlener schwarzer Pfeffer
1 TL Rosmarinpulver
75 g Naturreis
½ l Fleischbrühe
300 g grüne Erbsen
¼ l trockener Weißwein (für Diabetiker geeignet)
1 Bund Petersilie
etwas frisches Basilikum
50 g geriebener Parmesan

Das Kalbfleisch waschen, mit Küchenkrepp trockentupfen und in Würfel schneiden. Die Zwiebel schälen und fein hacken. Die Knoblauchzehen schälen. Die Paprikaschote putzen, waschen und in Streifen schneiden. Den Blumenkohl putzen, waschen und in Röschen teilen. Den Staudensellerie putzen, waschen und in Stücke schneiden. Die Zucchini putzen, waschen und in dicke Scheiben schneiden. Das Öl in einem großen Topf erhitzen, die Fleischwürfel und die Zwiebeln darin kräftig anbraten, den Knoblauch durch die Presse dazudrücken. Mit Salz, Pfeffer und Rosmarin würzen, den Reis einstreuen und unter Rühren mit anrösten. Mit der Fleischbrühe aufgießen und das Kalbfleisch 30 Minuten garen. Das Gemüse und die ausgepalten Erbsen einschichten, den Wein darübergießen und alles im geschlossenen Topf weitere 15 Minuten garen. Das Gericht eventuell nachwürzen. Petersilie und Basilikum fein hacken. Den Eintopf mit den Kräutern bestreut servieren, dazu den Parmesan reichen.

Eine Portion enthält: 35 g E, 16 g F, 30 g KH, 410 kcal/1720 kJ, 2½ BE

Lammtopf mit Bohnen

4 Portionen

300 g Lammschulter (oder Schlegel)
150 g Zwiebeln
1 große Knoblauchzehe
20 g Pflanzenöl (2 EL)
¾ l Wasser
Salz, Pfeffer
Thymian, Rosmarin
500 g Kartoffeln
255 g Kidneybohnen (Dose à 400 g)
300 g TK-Brechbohnen (1 Packung à 300 g)

Lammfleisch waschen, trockentupfen und würfeln. Zwiebel schälen, würfeln. Knoblauch schälen und durchpressen. Fleisch im heißen Öl kräftig anbraten, Zwiebel und Knoblauch dazugeben und kurz mit braten. Wasser aufgießen, mit getrockneten Kräutern, Salz und Pfeffer würzen. Zugedeckt etwa 1 Stunde kochen. Inzwischen Kartoffeln schälen und vierteln, TK-Brechbohnen auftauen. Beides zum Fleisch geben und 15 Minuten mit garen. Kidneybohnen abtropfen lassen, zugeben und weitere 5 Minuten kochen lassen. Mit Pfeffer und Salz nachwürzen.
Eine Portion enthält: 22 g E, 19 g F, 35 g KH, 400 kcal/1680 kJ, 3 BE

Gratinierte Putenstreifen provençale

4 Portionen

2 Knoblauchzehen
500 g Putenbrust
250 g Tomaten
125 g Artischockenherzen aus der Dose (naturell eingelegt)
30 g Öl (3 EL)
1 TL Kräuter der Provence
1 TL Zitronensaft
Salz
frisch gemahlener Pfeffer
50 g geriebener Emmentaler (45% Fett)

Die Knoblauchzehen schälen, zerdrücken und eine Auflaufform damit ausreiben. Die Putenbrust in Streifen schneiden, in die Auflaufform legen und würzen. Die Tomaten und die Artischockenherzen in Scheiben schneiden und abwechselnd schuppenförmig auf das Fleisch geben. Mit dem Öl und dem Zitronensaft beträufeln, mit Salz, Pfeffer und provenzalischen Kräutern würzen. Den Käse darüberstreuen. Bei 200° C in 30 Minuten gratinieren.

Eine Portion enthält: 34 g E, 13 g F, 6 g KH, 275 kcal/1155 kJ, ½ BE
Dazu paßt: Sahnevollkornnudeln mit frischem Basilikum oder Stangenvollkornbrot

Hühnerbrüstchen auf Grünkernrisotto in Balsamicosauce

4 Portionen

100 g Möhren
1 Schalotte
20 g Butter
200 g Grünkern
300 ml Fleischbrühe
Salz
frisch gemahlener Pfeffer
2 ausgelöste Hühnerbrüstchen je 250 g
¼ l Geflügelfond oder Hühnerbrühe (Instant)
40 ml trockener Rotwein
20 ml Balsamico Essig (italienischer Essig) (2 EL)
20 ml trockener Portwein (2 EL)
50 g kalte Butter

Möhre und Schalotte putzen, in kleine Würfel schneiden, in einem Topf in der Butter anrösten, den Grünkern dazugeben, mit der Fleischbrühe auffüllen und 30 Minuten bei schwacher Hitze leicht kochen lassen. Die Hühnerbrüstchen salzen, pfeffern, von beiden Seiten anbraten und in 4 Minuten fertig garen. Aus der Pfanne nehmen und warm stellen. Den Geflügelfond oder die Hühnerbrühe zusammen mit dem Rotwein, dem Portwein und dem Balsamico Essig in die Pfanne geben, bei großer Hitze um ⅓ einkochen, dann die kalte Butter in Flöckchen unterschlagen. Die Hühnerbrüstchen auf dem Grünkernrisotto anrichten und mit der Sauce überziehen.
Eine Portion enthält: 34 g E, 21 g F, 35 g KH, 465 kcal/1955 kJ, 3 BE
Dazu paßt: grüner Salat

Florentiner Spinat mit Kabeljau und Backkartoffeln

4 Portionen

500 g Kabeljau (4 Filets à 125 g)
4 TL Zitronensaft
Salz, weißer Pfeffer
600 g Blattspinat (2 TK-Packungen à 300 g)
1 EL Pflanzenöl
1 EL Zitronensaft
Salz, Pfeffer

Kruste:
80 g Vollkornknäckebrot
30 g Parmesan, gerieben
60 g saure Sahne (10% Fett)
2 zerdrückte Knoblauchzehen
1 TL Pflanzenöl zum Beträufeln
½ TL Pflanzenöl für Backform
480 g Kartoffeln (8 eigroße à 60 g)

Backofen auf 200° C vorheizen. Kartoffeln unter fließendem Wasser gut abbürsten, abtrocknen und auf der mittleren Schiene auf einem Backblech 15 Minuten backen. Unterdessen Fischfilets waschen, abtrocknen und in eine mit Öl bepinselte feuerfeste Gratinform legen. Dann mit Zitronensaft beträufeln und mit Salz und Pfeffer würzen. TK-Spinat nach Packungsanleitung dünsten, dann abtropfen lassen, mit Öl, Zitronensaft, Pfeffer und Salz würzen und auf den Fisch geben. Vollkornknäckebrot mit einem Nudelholz oder im Mixer zerbröseln, mit Parmesan, saurer Sahne und Knoblauch verrühren und über den Spinat verteilen. Mit Öl beträufeln. Die Gratinform mit Alufolie abdecken und zu den Kartoffeln in den Backofen stellen. Zusammen weitere 20 Minuten backen. Die letzten 5 Minuten ohne Alufolie überkrusten lassen.
Eine Portion enthält: 33 g E, 11 g F, 36 g KH, 375 kcal/1575 kJ, 3 BE

Kabeljau in Estragonsauce

4 Portionen

4 Scheiben Kabeljau zu je 200 g
4 gehackte Schalotten
1/8 l trockener Weißwein (für Diabetiker geeignet)
5 g Butter
Salz
1 Zweig Estragon
frisch gemahlener Pfeffer

Für die Sauce:
50 g frische Champignons
1/2 EL Zitronensaft
1 Ei
100 g saure Sahne (10% Fett)
Salz
frisch gemahlener weißer Pfeffer
20 g Butter
1 EL frisch gehackter Estragon
2 Msp. Instant Fleischbrühe

Die Schalotten mit dem Weißwein, dem Estragon und 1/8 l Wasser in einen großen Topf geben und zum Kochen bringen. Einen gelochten Einsatz (z. B. vom Schnellkochtopf) mit der Butter bestreichen und die Fischscheiben darauflegen. Würzen. Den Fisch im Dampf bei geschlossenem Topf 10 Minuten garen lassen, dann herausnehmen und warm stellen.
Inzwischen die Champignons putzen, in Stücke schneiden und mit dem Zitronensaft im Mixer oder mit dem Pürierstab des Handrührgeräts fein pürieren. Den Fischsud durch ein feines Sieb passieren. Die Flüssigkeit wieder in den Topf geben und im offenen Topf bei starker Hitze bis auf 2 EL einkochen lassen. Das Ei und die saure Sahne in einer Schüssel gut verrühren. Den noch warmen Sud dazurühren. Die Sauce wieder in den Topf geben und unter ständigem Rühren langsam erhitzen. Sobald die Sauce gebunden ist, den Topf von der Heizquelle wegziehen. Pürierte Champignons und flüssige Butter hinzufügen. Mit Salz, Pfeffer, Fleischextrakt und Estragon abschmecken. Die Sauce über den Fisch verteilen.
Eine Portion enthält: 37 g E, 8 g F, 4 g KH, 235 kcal/985 kJ, –BE
Dazu paßt: Salzkartoffeln oder Naturreis und grüner Salat

Seelachs in Wurzelgemüse

4 Portionen

400 g Seelachsfilet
½ Zitrone (Saft)
300 g Möhren
200 g Sellerie
200 g Lauch
300 g Kartoffeln
100 ml trockener Weißwein
300 ml Wasser
2 Lorbeerblätter
4 Pfefferkörner
4 Wacholderbeeren
Salz
1 Bund Petersilie

Fischfilet kalt abbrausen, trockentupfen und mit Zitronensaft beträufeln. Dann salzen und pfeffern. Möhren, Sellerie und Kartoffeln schälen und grob zerkleinern. Lauch gründlich waschen und in 5 cm lange Stücke schneiden. Wasser mit Wein und Gewürzen aufkochen, Gemüse zugeben und auf kleiner Flamme etwa 15 Minuten zugedeckt garen. Danach Fischfilets auf das Gemüse legen und weitere 10 Minuten garen. Mit Petersilie bestreut servieren.
Eine Portion enthält: 21 g E, 1 g F, 25 g KH, 215 kcal/905 kJ, 2 BE

Seezunge in Kapernsauce

4 Portionen

600 g Seezunge (oder Kabeljau, Seelachs)
Fischsud:
600 ml Wasser
4 EL Weißweinessig
2 Lorbeerblätter
4 Wacholderbeeren
8 Pfefferkörner, schwarz
1 kleine Zwiebel
Salz
Kapernsauce:
20 g Butter
50 g Zwiebeln
500 ml Fischbrühe
20 g Kapern
3 TL Sojasauce
1 TL Zitronensaft
Pfeffer, Salz
2 ML (2 g) Diät-Bindefix
(oder Nestargel, Biobin)
½ Bund Petersilie

Fischsud aufkochen, Fisch hineinlegen und bei kleiner Hitze etwa 10 Minuten garen. Fisch herausnehmen, warm stellen und die Fischbrühe abseihen. Butter in einer Pfanne erhitzen, Zwiebelwürfel darin glasig

dünsten. Fischbrühe angießen, Kapern und Sojasauce zugeben, Eindikkungspulver einstreuen und unter Rühren aufkochen. Mit Zitronensaft, Salz und Pfeffer abschmecken, Fisch hineinlegen und erwärmen. Mit feingewiegter Petersilie bestreuen.
Eine Portion enthält: 28 g E, 7 g F, 3 g KH, 180 kcal/755 kJ, –BE
Dazu paßt: Naturreis

Lachs mit Kiwi-Gurken-Gemüse

4 Portionen

50 g Zwiebeln
20 g Butter
300 g Salatgurke
Salz
frisch gemahlener weißer Pfeffer
60 g Crème fraîche
4 Kiwis (400 g)
2 Bund Dill
4 Scheiben Lachs je 160 g
Zitronensaft

Die Zwiebel schälen, fein hacken und in 10 g Butter glasig dünsten. Die Gurke schälen, längs halbieren und entkernen. In fingerdicke Scheiben schneiden, salzen, pfeffern und 5 Minuten dünsten. Crème fraîche unterrühren und 15 Minuten köcheln lassen. Die Kiwis schälen, 2 Kiwis längs halbieren und die ganzen wie die halben Kiwis in dicke Scheiben schneiden, die halben Scheiben vorsichtig unter die Gurken mischen und bei geringer Hitzezufuhr 5 Minuten weiterdünsten. Den Dill abbrausen, von den Stengeln zupfen und in das Gemüse streuen. Während das Gemüse gart, den Lachs beidseitig mit Zitronensaft beträufeln, salzen und pfeffern. Einen Teller mit der restlichen Butter einstreichen und den Fisch nebeneinander darauflegen. Einen breiten Topf zu einem Drittel mit Wasser füllen, eine Tasse umgestülpt hineinsetzen, den Teller mit dem Fisch daraufsetzen und den Topf zudecken. Aufkochen lassen und den Fisch 6 bis 8 Minuten garen. Mit dem Gemüse auf 4 Tellern anrichten und mit den restlichen Kiwischeiben garnieren.
Eine Portion enthält: 30 g E, 17 g F, 10 g KH, 315 kcal/1325 kJ, ¾ BE
Dazu paßt: Salzkartoffeln oder Kräuterreis

Matjeshering in Grüner-Pfeffer-Sauce 4 Portionen

250 g Matjeshering (2 × 125 g Packung = 8 Filets)

Sauce:

300 g Joghurt (1,5% Fett)
150 g stichfeste, saure Sahne (10% Fett)
15 g grüner Pfeffer, eingelegt
3 EL Weißweinessig
2 TL Worcestersauce
Salz, Pfeffer
flüssiger Süßstoff
100 g Zwiebelringe (Schalotten oder Frühlingszwiebeln)
2–3 Knoblauchzehen

Joghurt mit saurer Sahne verrühren, mit Gewürzen pikant abschmekken. Zwiebelringe und grünen Pfeffer unterheben. Matjesfilets unter fließendem Wasser abspülen, trockentupfen und in die Sauce legen. Einige Stunden durchziehen lassen.

Eine Portion enthält: 15 g E, 19 g F, 7 g KH, 260 kcal/1090 kJ, ½ BE

Dazu paßt: deftiges Roggenbrot oder Kartoffeln

Tip: Matjes schmecken weniger salzig, wenn sie vor der Zubereitung gewässert oder in Milch eingelegt werden.

7. Fruchtige Desserts

Erdbeer-Joghurt-Speise 4 Portionen

600 g Magerjoghurt
4 TL Zitronensaft
abgeriebene Schale von ½ unbehandelten Zitrone
8 g Gelatine (4 Blatt)
Süßstoff
300 g Erdbeeren

Die Gelatine kalt einweichen. Den Zitronensaft erhitzen und die Gelatine darin auflösen, mit Süßstoff abschmecken. Den Joghurt und die abgeriebene Zitronenschale darunterschlagen und die Masse in vier Tassen füllen und einige Stunden kalt stellen. Vor dem Anrichten stürzen und mit den Erdbeeren verzieren.

Eine Portion enthält: 6 g E, – g F, 12 g KH, 70 kcal/295 kJ, 1 BE

Tip: Anstelle der Erdbeeren kann man auch jedes andere Obst (2 BE) nehmen.

Avocado-Dessert mit Himbeersauce 4 Portionen

200 g Avocado-Fruchtfleisch (1 große Frucht ca. 300 g)
75 ml Limettensaft (1 Limette)
125 g Magerquark
75 g fettarmer Joghurt (1,5% Fett)
1–1,5 TL flüssiger Süßstoff
4 Blatt weiße Gelatine

Himbeersauce:

250 g Himbeeren (auch TK)
2 EL Zitronensaft
1–1,5 TL flüssiger Süßstoff

Avocadofleisch mit Limettensaft im Mixer pürieren. Magerquark und Joghurt zufügen und nochmals mixen. Mit flüssigem Süßstoff abschmekken. Gelatine im kalten Wasser einweichen, ausdrücken und in wenig Wasser erhitzen, bis sie sich aufgelöst hat. Die Gelatine unter die Avocadomasse rühren und im Kühlschrank fest werden lassen. Zum Servieren die Form kurz in heißes Wasser tauchen und auf eine Platte stürzen. In 4 gleich große Portionen teilen und mit Himbeersauce garnieren.

Himbeeren im Mixer pürieren und mit Zitronensaft und Süßstoff abschmecken.
Eine Portion enthält: 8 g E, 12 g F, 10 g KH, 180 kcal/755 kJ, ¾ BE

Exotischer Fruchtsalat

4 Portionen

375 g Honigmelone (ohne Schale)
100 g Kiwis
300 g Mangos
30 ml Zitronensaft
15 ml weißer Rum
5 g Kokosraspeln

Vom oberen Drittel der Honigmelone sternförmig einen Deckel herausschneiden, das Fruchtfleisch herauslösen, entkernen, in Würfel schneiden. Die Kiwi schälen, längs vierteln, in Würfel schneiden. Die Mango schälen, das Fruchtfleisch vom faserigen Kern entfernen, Fruchtstücke in Scheiben schneiden. Den Zitronensaft mit dem Rum verrühren, über die Fruchtstücke gießen, zugedeckt etwa 1 Stunde kalt stellen. Vor dem Servieren mehrere Eiswürfel in kleine Stücke zerstoßen, in eine flache Schale füllen, darauf die ausgehöhlte Melone setzen. Die Fruchtmischung hineinfüllen und mit den Kokosraspeln bestreuen.
Eine Portion enthält: 1 g E, – g F, 26 g KH, 110 kcal/460 kJ, 2 BE

Schokoladenflammeri mit Birnen

4 Portionen

½ l Milch (3,5% Fett)
1 Zimtstange
1 Vanilleschote
1 TL Süßstoff
1 Prise Salz
30 g Vollweizengrieß
2 EL Kakaopulver
3 ML (3 g) Bindemittel (Diät-Bindefix, Nestargel oder Biobin)
1 TL Pulverkaffee
1 Eigelb
Kurkuma
200 g Diabetiker-Birnen aus dem Glas
1 EL Pistazienkerne, gehackt

Die Milch mit der Zimtstange, der aufgeschlitzten Vanilleschote, dem Süßstoff sowie dem Salz zum Kochen bringen. Grieß, Kakaopulver, Bindemittel und Pulverkaffee trocken mischen, in die kochende Milch rühren und unter Rühren aufkochen. Die Zimtstange und die Vanille-

schote herausnehmen. Das Eigelb und eine Prise Kurkuma unterziehen. Eine kalt ausgespülte Flammeriform mit den Birnenhälften auslegen, mit dem Flammeri auffüllen, die Pistazienkerne darüberstreuen und einige Stunden im Kühlschrank kalt stellen.
Eine Portion enthält: 8 g E, 9 g F, 17 g KH, 180 kcal/755 kJ, 1½ BE

Brombeerflammeri

4 Portionen

¼ l Milch (3,5% Fett)
1 Prise Salz
20 g Fruchtzucker
½ Vanilleschote
6 ML (6 g) Bindemittel (Diät-Bindefix, Nestargel oder Biobin)
3 Tropfen Süßstoff
1 Eigelb
100 g Brombeeren
200 g Magerquark

Milch, Salz, Fruchtzucker, die aufgeschlitzte Vanilleschote und das Bindemittel gut verrühren und zum Kochen bringen. Den Süßstoff und das Eigelb unterziehen und 1 Minute kochen, dann etwas abkühlen lassen. Die Brombeeren verlesen, waschen, mit dem Quark unter den Flammeri mengen. In Gläser füllen, einige Stunden kalt stellen. Mit Brombeeren dekorieren.
Eine Portion enthält: 10 g E, 4 g F, 12 g KH, 125 kcal/500 kJ, 1 BE

Apfelscheiben mit Frischkäse

2 Portionen

100 g ungeschälte Äpfel ohne Kernhaus
100 g körniger Frischkäse
1 EL (15 g) Sanddornmark, ungesüßt
Süßstoff
Zitronensaft

Den Apfel mit lauwarmem Wasser vor dem Ausstechen des Kernhauses gründlich waschen. In 8 dünne Scheiben schneiden und mit Zitronensaft beträufeln. Den Frischkäse mit Sanddorn und Süßstoff verrühren. Mit einem Teelöffel kleine Häufchen auf die Apfelscheiben setzen.
Eine Portion enthält: 6 g E, 2 g F, 8 g KH, 75 kcal/315 kJ, ½ BE

Quarkschnee mit Obst

1 Portion

50 g Speisequark (mager)
1 Eiweiß
½ Zitrone, Saft und Schale
Süßstoff
100 g Pfirsich oder Aprikose ohne Stein

Das Obst in Würfel schneiden, einige davon zurückbehalten, den Rest mit den übrigen Zutaten in den Mixer geben und alles schaumig schlagen. In ein Glas füllen und mit den zurückbehaltenen Obstwürfeln verzieren.
Eine Portion enthält: 11 g E, – g Fett, 11 g KH, 90 kcal/380 kJ, 1 BE

Mandarinendessert mit Kokosflocken

4 Portionen

400 g Mandarinenfilets
200 g körniger Frischkäse
flüssiger Süßstoff
1 TL Vanillearoma
10 g geröstete Kokosflocken

Mandarinen schälen, zerteilen und würfeln. Frischkäse mit Vanillearoma und Süßstoff verrühren und mit Mandarinen vermengen. Auf 4 Dessertschalen verteilen und jeweils mit in trockener Pfanne gerösteten Kokosflocken bestreuen.
Eine Portion enthält: 7 g E, 4 g F, 12 g KH, 110 kcal/460 kJ, 1 BE

Vanilleeis mit Johannisbeerpüree

4 Portionen

Vanilleeis

400 ml fettarme Milch (1,5% Fett)
1 Fl. Vanillearoma (10 ml)
1 Ei
20 g Fruchtzucker
½ TL flüssiger Süßstoff
50 ml Schlagsahne

Die Hälfte der Milch mit Vanillearoma aufkochen. Ei mit Süßstoff und Fruchtzucker verrühren und die heiße Milch langsam unterschlagen. Restliche Milch zufügen und zuletzt die steifgeschlagene Sahne unter die Masse ziehen. Im Gefrierfach unter gelegentlichem Durchschlagen mit einem Schneebesen gefrieren lassen. Vor dem Servieren den Eisbehälter mit einem heißen Tuch abreiben und das Eis auf eine Platte stürzen. In 4 gleich große Portionen teilen und mit Johannisbeerpüree anrichten.

Johannisbeerpüree

300 g rote Johannisbeeren
flüssiger Süßstoff

Johannisbeeren waschen und abtropfen lassen. Beeren abstreifen und mit einer Gabel zerdrücken. Mit flüssigem Süßstoff nach Geschmack süßen.

Eine Portion enthält: 6 g E, 7 g F, 18 g KH, 160 kcal/670 kJ, 1½ BE

Himbeer-Joghurt-Eis

4 Portionen

400 g Himbeeren
150 g Sahnejoghurt
4 EL Zitronensaft
1–1,5 TL flüssiger Süßstoff

Himbeeren mit einer Gabel zerdrücken und mit den übrigen Zutaten vermischen. Im Gefrierfach gefrieren lassen. Vor dem Servieren den Eisbehälter mit einem heißen Tuch abreiben und das Eis auf eine Platte stürzen. In 4 gleiche Portionen teilen.

Eine Portion enthält: 3 g E, 4 g F, 12 g KH, 95 kcal/400 kJ, 1 BE

Kiwieis

4 Portionen

300 g Kiwi-Fruchtfleisch (4–5 Stück)
125 ml frisch gepreßter Grapefruitsaft
1½ TL flüssiger Süßstoff
100 ml süße Sahne, geschlagen

Das Kiwi-Fruchtfleisch mit einer Gabel zerdrücken und mit Grapefruitsaft und Süßstoff mischen. Sahne steif schlagen und unter die Fruchtmasse ziehen. Im Gefrierfach gefrieren lassen. Vor dem Servieren den Eisbehälter mit einem heißen Tuch abreiben und das Eis auf eine Platte stürzen.

Eine Portion enthält: 1 g E, 8 g F, 11 g KH, 120 kcal/505 kJ, 1 BE

Früchtekonfekt

4 Portionen

20 g Vollkorn-Knäckebrot (Wasa plus)
10 g Weizenkeime
10 g Weizenkleie
10 g Nußmus ohne Zucker (Erdnuß-, Haselnuß-, Mandel- oder Sesammus)
10 g Sonnenblumenkerne, geröstet
5 g Sesamsamen, geröstet
5 g Kokosraspeln
20 g Feigen, getrocknet
10 g Aprikosen, getrocknet
10 g Pflaumen ohne Stein, getrocknet
25 ml Kondensmilch (4% Fett)
1 TL Rumaroma
1 TL Vanillearoma
75 ml Wasser
1 TL flüssiger Süßstoff
1 Prise Zimt

Knäckebrot mit einem Nudelholz zerbröseln oder im Mixer zermahlen. Dörrobst (nicht zu trockene Früchte verwenden) in kleine Würfel schneiden. Sonnenblumenkerne und Sesamsamen ohne Fett im Backofen oder in einer Pfanne rösten. Alle Zutaten in eine Schüssel abmessen und mit der Hand sehr gut verarbeiten, bis das Nußmus gleichmäßig verteilt ist. Etwa 15 Minuten quellen lassen. Ist die Masse zu fest, etwas Wasser zugeben und nochmals gut verarbeiten. Hände im kalten Wasser anfeuchten und aus der Masse 4 gleich große Kugeln formen, jeweils in Weizenkleie wälzen und in ein Papierkörbchen setzen.
Ein Stück enthält: 5 g E, 5 g F, 13 g KH, 115 kcal/485 kJ, 1 BE

8. Brötchen, herzhafte Kuchen und Kekse

Schnelle Quarkbrötchen

8 Stück

200 g Magerquark
150 g feingemahlenes Roggenschrot
50 g Weizenmehl
½ Päckchen Backpulver
1 Prise Salz
2 Tropfen flüssiger Süßstoff
1 TL Sesamsamen

Alle Zutaten miteinander gut verkneten, eine Teigrolle formen und diese in 8 gleich große Scheiben schneiden. Die Scheiben zu kleinen runden Brötchen formen. Die obere Seite mit dem Messerrücken kreuzweise eindrücken. Die Brötchen auf ein Backblech setzen, mit Sesamsamen bestreuen und im vorgeheizten Backofen bei 200° C etwa 20 Minuten backen.
Ein Brötchen enthält: 6 g E, – g F, 15 g KH, 85 kcal/355 kJ, 1 BE
Varianten: **Mohnbrötchen**
Die Brötchen mit Mohnsamen bestreuen.
Zwiebelbrötchen
In den Teig geröstete Zwiebelwürfel einarbeiten.
Tip: Statt Brötchen kann aus dem Teig ein Brot gebacken werden. Die Teigrolle etwas flachdrücken, mit dem Messerrücken schräg einkerben, mit Sesamsamen bestreuen und im vorgeheizten Backofen etwa 30 Minuten backen. Dann in Scheiben schneiden.
Nuß-Brot
In den Teig einige ganze Walnußkerne einarbeiten.

Sojabrötchen

8 Stück

160 g Weizenvollkornmehl
40 g Vollsojamehl
20 g frische Hefe
¾ TL Salz
200 ml lauwarmes Wasser
10 g Pflanzenöl (1 EL)

Mehle mit Hefe, Salz und Wasser verrühren, Öl zugeben und unterheben. Aus dem Teig 8 Brötchen formen, auf ein mit Backpapier ausgelegtes Backblech setzen und 20 Minuten gehen lassen. Dann im vorgeheiz-

ten Backofen auf der zweituntersten Einschubleiste bei 200° C etwa 15–20 Minuten backen.
Ein Brötchen enthält: 4 g E, 3 g F, 13 g KH, 95 kcal/400 kJ, 1 BE

Käsebrötchen

8 Stück

150 g Weizenvollkornmehl
15 g frische Hefe
75 ml lauwarme Milch (1,5% Fett)
75 g Magerquark (Zimmertemperatur)
50 g mittelalter Gouda, gerieben (45% Fett)
35 g Pflanzenmargarine
¼ TL Salz
1 TL Paprika, edelsüß
¼ TL Kümmel, gemahlen

Die Hälfte des Mehles mit Hefe und Milch verrühren und etwa 20 Minuten gehen lassen. Käse mit Quark, Margarine, Salz, Paprika und Kümmel verrühren. Restliches Mehl mit Hefeansatz und Käse gut vermengen. Aus dem Teig mit den Händen 8 Brötchen formen und auf ein mit Backpapier ausgelegtes Backblech setzen. So lange gehen lassen, bis der Backofen auf 200° C vorgeheizt ist, dann auf der zweituntersten Einschubleiste etwa 15 Minuten backen.
Ein Brötchen enthält: 6 g E, 6 g F, 12 g KH, 125 kcal/525 kJ, 1 BE

Vollkorn-Quark-Teigboden (Grundrezept)

4 Portionen

175 g feingemahlenes Weizenvollkornmehl
175 g Magerquark
½ TL Salz
¼ TL Backpulver
100 ml Wasser

Alle Backzutaten mit etwas Wasser vermischen, dann nach und nach so viel Wasser zugeben, daß ein glatter, fester Teig entsteht. Den Teig in Alufolie einwickeln und eine Stunde im Kühlschrank ruhen lassen. Dann ausrollen und in eine Springform (∅ 24 cm) geben, den Rand andrücken. Mit dem Belag auf die untere Schiene in den vorgeheizten Backofen schieben und bei 220° C etwa 30 Minuten backen.
Eine Portion enthält: 11 g E, 1 g F, 28 g KH, 170 kcal/715 kJ, 2⅓ BE
Tip: Dieser Teig eignet sich für pikante Gemüsekuchen wie z. B. Lauchtorte.

Lauchtorte 4 Portionen

Vollkorn-Quark-Teigboden (Siehe Grundrezept S. 103)
Belag:
750 g Lauch (Porree)
50 g Schinken, roh, geräuchert
10 g Pflanzenöl
Guß:
175 g Sahne-Dickmilch
1 Ei
50 g Gouda (45% Fett)
Salz, Pfeffer, Muskat

Den Vollkorn-Quark-Teigboden nach dem Grundrezept auf S. 103 zubereiten. Lauch gründlich waschen, dunkelgrüne Blätter entfernen und in feine Ringe schneiden. Schinken fein würfeln und in heißem Öl knusprig anbraten. Lauch zugeben und weich dünsten. Abkühlen lassen. Teig ausrollen und in eine eingefettete Springform legen und einen Rand andrücken. Lauch gleichmäßig auf den Teig verteilen. Dickmilch mit Ei, geriebenem Käse und Gewürzen gut verrühren und über den Lauch gießen. Springform auf die untere Schiene in den vorgeheizten Backofen schieben und bei 220° C etwa 30 Minuten backen. Noch warm servieren.
Eine Portion enthält: 23 g E, 18 g F, 37 g KH, 400 kcal/1680 kJ, 3 BE

Vollkorn-Hefeteigboden (Grundrezept) 4 Portionen

175 g feingemahlenes Weizenvollkornmehl
20 g frische Hefe
125 ml lauwarmes Wasser
½ TL Salz

Mehl in eine Schüssel geben und in die Mitte eine Mulde drücken. Hefe zerbröckeln, mit Wasser verrühren und in die Mulde gießen. Salz auf den Mehlrand streuen und von der Mitte aus alle Zutaten zu einem glatten Teig verkneten. Den Teig bei Zimmertemperatur zugedeckt etwa 60 Minuten gehen lassen, bis sich das Volumen verdoppelt hat. Den Teig in eine mit Öl bepinselte Springform (∅ 24 cm) geben und mit nassen Fingern auf dem Boden gleichmäßig verteilen, dabei einen Rand andrücken. Vor dem Backen etwa 15 Minuten gehen lassen.

Eine Portion enthält: 5 g E, – g F, 30 g KH, 150 kcal/630 kJ, 2½ BE
Tip: Vollkorn-Hefeteig mit Salz ist als Boden für Gemüsekuchen, ohne Salz mit 1–2 Tropfen flüssigem Süßstoff als Boden für Obstkuchen geeignet.

Elsässischer Zwiebelkuchen

4 Portionen

Vollkorn-Hefeteig (Siehe Grundrezept S. 104)

Belag:

500 g Zwiebeln
50 g Schinken, roh, geräuchert
10 g Pflanzenöl
150 g saure Sahne (10% Fett)
2 Eier
Salz, Pfeffer, Kümmel

Den Vollkorn-Hefeteig nach dem Grundrezept auf S. 104 zubereiten. Während der Teig das erste Mal ruht, Zwiebeln schälen und grob würfeln. In einem größeren Topf Öl erhitzen, Schinkenwürfel darin knusprig anbraten, Zwiebeln und Kümmel zugeben, kurz anbraten und zugedeckt etwa 10 Minuten dünsten. Dann etwas abkühlen lassen. Backofen auf 220° C vorheizen. Den Teig in eine mit Öl bepinselte Springform (∅ 24 cm) geben, mit nasser Hand gleichmäßig verteilen, dabei einen Rand andrücken und weitere 15 Minuten gehen lassen. Danach auf der untersten Einschubleiste etwa 5 Minuten vorbacken. Inzwischen saure Sahne mit Eiern, Pfeffer und Salz verquirlen und unter die Zwiebeln heben. Die Zwiebelmasse auf den vorgebackenen Teig gießen, glattstreichen und weitere 25 Minuten backen.
Eine Portion enthält: 13 g E, 15 g F, 39 g KH, 345 kcal/1450 kJ, 3 BE
Dazu paßt: Salat

Tomaten-Champignon-Pizza 4 Portionen

Vollkorn-Hefeteig (Siehe Grundrezept S. 104)

Belag:

250 g Champignons
350 g Tomaten
4 Peperoni, eingelegt
1 Knoblauchzehe
1/4 TL Oregano
100 g Rauch-Schinkenkäse (45% Fett)
Salz, Pfeffer

Den Vollkorn-Hefeteig nach dem Grundrezept auf S. 104 zubereiten. Nachdem der Teig in der Form 15 Minuten geruht hat, mit Tomatenscheiben, Champignonblättchen, Peperoni, gehacktem Knoblauch und Schnittlauchröllchen belegen. Mit Salz, Pfeffer und Oregano würzen und mit geriebenem Käse abdecken. Auf die unterste Einschubleiste in den vorgeheizten Ofen schieben und bei 220° C etwa 30 Minuten backen.

Eine Portion enthält: 15 g E, 7 g F, 36 g KH, 270 kcal/1135 kJ, 3 BE

Dazu paßt: Salat

Vollkorn-Mürbteigboden (Grundrezept) 4 Portionen

150 g feingemahlenes Weizenvollkornschrot
150 g Magerquark
50 g Pflanzenmargarine
Salz

Aus Weizenschrot, Magerquark und weicher Margarine einen Teig kneten, mit Salz abschmecken. Eine Teigkugel formen, in Alufolie einpacken und über Nacht im Kühlschrank ruhen lassen. Am nächsten Tag den Teig kreisförmig ausrollen und in eine mit Wasser ausgespülte Springform (∅ 24 cm) geben, dabei einen Rand andrücken. Den Teigboden mehrmals einstechen und den gewünschten Belag darauf verteilen. Im vorgeheizten Backofen bei 200–220° C etwa 30 Minuten backen.

Eine Portion enthält: 9 g E, 11 g F, 24 g KH, 230 kcal/965 kJ, 2 BE

Tip: Den Teig mit 1 Teelöffel Süßstoff süßen und ohne Belag etwa 25 Minuten backen. Abgekühlt als Tortenboden für Obst- und Käsekuchen verwenden.

Spinatkuchen

4 Portionen

Vollkorn-Mürbteig (Siehe Grundrezept S. 106)
Belag:

600 g TK-Blattspinat	*1 Knoblauchzehe*
150 g saure Sahne (10% Fett)	*Salz, Pfeffer, Muskat*
2 Eier	

Mürbteig nach dem Grundrezept auf S. 106 zubereiten.
Für den Belag TK-Blattspinat in einen Topf geben, zugedeckt bei mittlerer Hitze auftauen und kurz dünsten lassen. Spinat über ein Sieb gießen und gut abtropfen lassen. Saure Sahne und Eier verquirlen, mit durchgepreßtem Knoblauch und Gewürzen abschmecken. ⅔ der Eiersahne mit Spinat verrühren und auf dem Teigboden verteilen. Restliche Eiersahne darübergießen. Im vorgeheizten Backofen auf der untersten Einschubleiste etwa 30 Minuten bei 220° C backen. Warm servieren.
Eine Portion enthält: 17 g E, 18 g F, 26 g KH, 330 kcal/1385 kJ, 2 BE
Dazu paßt: Salat

Käsekuchen

10 Stück

Vollkorn-Mürbteigboden (Siehe Grundrezept S. 106)
Belag

500 g Magerquark	*5 Blatt weiße Gelatine*
125 ml Magermilch	*50 g Schlagsahne*
1,5 TL flüssiger Süßstoff	*2 Eiweiß*
1 Zitrone, unbehandelt	*½ TL flüssiger Süßstoff*

Vollkorn-Mürbteig mit flüssigem Süßstoff und einer Prise Salz herstellen, dann, wie im Grundrezept angegeben, einen Teigboden zubereiten und im vorgeheizten Backofen bei 200° C ohne Belag etwa 25 Minuten backen. Danach abkühlen lassen.
Quark mit Milch, Süßstoff, abgeriebener Zitronenschale und Zitronensaft schaumig rühren. Gelatine in kaltem Wasser einweichen, ausdrükken, in einem Pfännchen erwärmen und unter Rühren auflösen. Dann unter den Quark ziehen. Eiweiß steif schlagen und mit Süßstoff süßen. Schlagsahne steif schlagen. Beides unter die Quarkmasse heben.

Den abgekühlten Teigboden auf eine Kuchenplatte legen und mit dem Ring der Springform umstellen. Den Rand mit Alufolie- oder Backpapierstreifen auslegen, die Quarkmasse in den Ring füllen und einige Stunden fest werden lassen.
Ein Stück enthält: 12 g E, 6 g F, 13 g KH, 155 kcal/650 kJ, 1 BE

Knäckebrot-Teigboden (Grundrezept) — 4 Portionen

90 g Roggen-Knäckebrot
20 g Weizenkleie
1 Eiweiß
1 EL Pflanzenöl
6–7 EL Wasser

Knäckebrot in einer Plastiktüte mit Nudelholz überrollen oder im Mixer fein zerbröseln. In einer Schüssel Eiweiß, Öl und Wasser leicht verquirlen, Brösel und Weizenkleie zugeben und zu einer leicht gebundenen, krümeligen Masse verarbeiten. Eine runde Springform (∅ 20 cm) mit 2–3 Tröpfchen Öl auspinseln, die Teigmasse mit in Wasser gespülter Hand auf dem Boden gleichmäßig verteilen, dabei einen etwa 1 cm hohen Rand formen. Gewünschten Belag darauf verteilen und im vorgeheizten Backofen bei 200° C etwa 20–25 Minuten backen.
Eine Portion enthält: 4 g E, 3 g F, 18 g KH, 115 kcal/485 kJ, 1½ BE
Tip: Dieser Teig eignet sich für pikante Gemüse- sowie süße Obstkuchen.

Bananen-Quiche — 4 Portionen

Knäckebrot-Teigboden (Siehe Grundrezept S. 108)
Belag:
200 g Bananen (grüngelbe)
100 g saure Sahne (10% Fett)
1 Eigelb
30 g roher, geräucherter Schinken
40 g geriebener Hartkäse (45% Fett)
Salz, Pfeffer, Paprikapulver

Den Teig nach dem Rezept auf S. 108 zubereiten und eine Springform damit auslegen. Bananen in Scheiben schneiden und auf dem Teig verteilen. Eigelb mit saurer Sahne, Salz, Pfeffer und Paprika verquirlen und über die Bananen gießen. Zuletzt mit Schinkenwürfeln und Reibkäse bestreuen. Im vorgeheizten Backofen bei 200° C etwa 20 Minuten backen.

Eine Portion enthält: 10 g E, 12 g F, 30 g KH, 270 kcal/1135 kJ, 2½ BE
Dazu paßt: Blattsalat

Bananenkuchen

15 Stück

75 g Butter oder Margarine
2 Eier
100 g Fruchtzucker
225 g Weizenvollkornmehl (Type 1700)
1 TL Backpulver
Salz
1 TL Zimt
Zitronensaft
4 Bananen (600 g)

Die Butter oder Margarine mit den Eiern und dem Fruchtzucker schaumig rühren. Nach und nach das Mehl, gründlich vermischt mit dem Backpulver, dazugeben. Mit einer Prise Salz und 1 TL Zimtpulver abschmecken. Der Teig soll schön glatt und geschmeidig sein. Ist er zu fest, gibt man noch ein wenig Mineralwasser dazu. Eine Kastenform, ca. 22 cm lang, leicht ausfetten und die Hälfte des Teiges einfüllen. Die Bananen schälen und mit etwas Zitronensaft beträufeln, damit sie sich nicht verfärben. Nebeneinander in die Form legen und mit dem übrigen Teig abdecken, glattstreichen. In den bereits vorgeheizten Backofen schieben und bei 180° C ca. 50 Minuten backen. Auf ein Kuchengitter stürzen.

Ein Stück enthält: 3 g E, 5 g F, 23 g KH, 150 kcal/630 kJ, 2 BE

Pinza

24 Stück

40 g Hefe (1 Würfel)
¼ l Milch
50 g Fruchtzucker
350 g Weizenmehl (Type 1050)
150 g Weizenvollkornmehl (Type 1700)
50 g Butter
1 Ei
80 g Rosinen
1 Eigelb
4 Walnüsse

Die Hefe in der lauwarmen Milch auflösen, mit 1 TL Fruchtzucker und 2 EL Mehl zu einem Vorteig anrühren. Wenn der Vorteig Blasen bildet, die Butter verflüssigen und mit dem Vorteig, dem restlichen Mehl, Fruchtzucker, Ei, gewaschenen Rosinen zu einem Teig verkneten. Falls der Teig klebt, noch ein wenig Mehl hinzugeben. Den Teig zur doppelten Größe aufgehen lassen, in 4 Portionen teilen. Jede Portion zu einer Kugel formen, auf einem gefetteten Backblech zu einem vierblättrigen Kleeblatt zusammensetzen. 10 bis 15 Minuten gehen lassen. Mit dem verrührten Eigelb bestreichen. Die Walnüsse in die Mitte setzen. Bei 175° C in etwa 30 Minuten goldbraun backen.
Ein Stück enthält: 3 g E, 3 g F, 18 g KH, 110 kcal/460 kJ, 1½ BE

Haferflocken-Makronen

36 Stück

40 g Pflanzenmargarine
100 g Vollkorn-Haferflocken
40 g getrocknete Aprikosen
40 g getrocknete Pflaumen, entsteint
1 Ei
1 TL flüssiger Süßstoff

Margarine in einem Pfännchen zerlassen, Haferflocken unterrühren und dann abkühlen lassen. Trockenobst sehr fein würfeln, Eiweiß mit flüssigem Süßstoff leicht verschlagen und beides mit den Haferflocken verrühren. Etwa 10 Minuten ziehen lassen. Backofen auf 180° C vorheizen. In der Zeit mit einem Teelöffel und mit Hilfe der Finger kleine Häufchen auf ein mit Backpapier ausgelegtes Backblech setzen und

etwa 10 Minuten goldgelb backen. Nach dem Auskühlen die Makronen in bunte Papierkörbchen setzen.
Ein Stück enthält: 1 g E, 1 g F, 3 g KH, 25 kcal/105 kJ
1 BE: 4 Stück

Mandelkipferl

32 Stück

100 g feingemahlenes Weizenvollkornmehl (Type 1700)
40 g gemahlene Mandeln
50 g Pflanzenmargarine
2 EL Wasser
1 TL flüssiger Süßstoff
1 TL Vanillearoma

Alle Zutaten in eine Rührschüssel abwiegen und mit dem Knethaken eines elektrischen Handrührgerätes verarbeiten. Mit der Hand zu einem glatten Teig verkneten und 30 Minuten kühl stellen. Aus dem Teig eine Rolle von 32 cm Länge formen und in 1 cm breite Scheiben schneiden. Aus den Scheiben kleine Rollen formen, die zu den Enden hin dünner werden. Zu Kipferln biegen und auf ein Backblech setzen. Im 190° C heißen Backofen auf der zweituntersten Einschubleiste etwa 15–18 Minuten hell backen.
Ein Stück enthält: 1 g E, 2 g F, 2 g KH, 30 kcal/125 kJ
1 BE: 6 Stück

Kokosbusserl

28 Stück

100 g Kokosraspel
2 Eiweiß
1,5 TL flüssiger Süßstoff
15 g feingemahlene Vollkorn-Haferflocken
1 TL abgeriebene Orangenschale, unbehandelt

Alle Zutaten in eine Rührschüssel abmessen und mit dem Knethaken eines Handrührgerätes verarbeiten. Die Kokosmasse in einen Topf geben und bei milder Hitze mit einem Kochlöffel unter Rühren erwärmen. Backofen auf 110° C vorheizen. In der Zeit mit einem Teelöffel und den Fingern kleine Häufchen auf ein mit Backpapier ausgelegtes Backblech setzen. Im vorgeheizten Backofen etwa 10 Minuten hell backen. Abgekühlte Kokosbusserl in bunte Papierkörbchen setzen.
Ein Stück enthält: –E, 2 g F, –KH, 25 kcal/105 kJ, –BE

Hirse-Nußtaler

40 Stück

100 g Hirseflocken
50 g gemahlene Mandeln
2 Eier
100 g Buchweizenmehl
50 g flüssige Butter
½ Zitrone
1 Prise Ingwer
125 g Fruchtzucker
150 g Haselnußkerne

Die Hirseflocken zusammen mit den Mandeln, Eiern, Buchweizenmehl, flüssigem Fett, Zitronensaft, abgeriebener Zitronenschale und Ingwer sowie 50 g von dem Fruchtzucker verkneten. 45 Minuten kühl stellen, dann ausrollen und 5 cm große Plätzchen ausstechen. Aus dem restlichen Fruchtzucker mit 1 EL Wasser eine Glasur kochen. Die geschälten, grobgehackten Haselnüsse darin schütteln, auf den Talern verteilen. Bei 180° C 20 Minuten backen.
Ein Stück enthält: 2 g E, 4 g F, 6 g KH, 70 kcal/295 kJ, ½ BE

Käsegebäck

16 Stück

120 g feingemahlenes Weizenvollkornmehl (Type 1700)
50 g feingemahlene Vollkorn-Haferflocken
50 g Sonnenblumenmargarine
20 g geriebener Emmentaler (45% Fett)
10 g geriebener Parmesan
½ TL Paprika, edelsüß
¼ TL Senfpulver
Salz
schwarzer Pfeffer
100 ml Wasser

Mehl mit Käse und Gewürzen vermischen, weiche Margarine zugeben und verrühren. Nach und nach Wasser zufügen und zu einem weichen, nicht klebrigen Teig verarbeiten. Den Teig auf 24 × 20 cm ausrollen und in 6 × 5 cm große Rechtecke schneiden. Mit einem Messer auf ein mit Backpapier ausgelegtes Backblech setzen und im vorgeheizten Backofen auf der zweituntersten Einschubleiste bei 200° C etwa 20 Minuten backen. Auf einem Kuchengitter abkühlen und knusprig werden lassen.
Ein Stück enthält: 2 g E, 3 g F, 6 g KH, 60 kcal/250 kJ, ½ BE

Kräuterkekse

16 Stück

100 g feingemahlenes Weizenvollkornmehl (Type 1700)
50 g feingemahlene Vollkorn-Haferflocken
½ Päckchen Backpulver
60 g Pflanzenmargarine
2 TL getrocknete Kräuter (Salbei, Thymian, Rosmarin, Oregano, Schnittlauch, Petersilie)
100 ml lauwarme Milch (1,5% Fett)
1 Prise Selleriesalz
1 Prise Knoblauchsalz

Kräuter mit Milch verrühren und einweichen lassen. Mehle mit Salz und Backpulver vermischen und mit weicher Margarine zu einer krümeligen Masse verarbeiten. Milch mit Kräutern nach und nach zufügen und leicht kneten, bis der Teig fest genug ist zum Ausrollen. Den Teig auf 16 × 16 cm ausrollen. Mit einem Messer in 4 × 4 cm große Quadrate schneiden und auf ein mit Backpapier ausgelegtes Backblech setzen. Im vorgeheizten Backofen bei 220° C etwa 20 Minuten backen.
Ein Stück enthält: 2 g E, 3 g F, 6 g KH, 60 kcal/250 kJ, ½ BE

Sesamstangerl

24 Stück

175 g feingemahlenes Weizenvollkornmehl (Type 1700)
50 g feingemahlene Vollkorn-Haferflocken
50 g Sonnenblumenmargarine
30 g geröstete Sesamsamen
1 Ei
½ TL Salz
¼ TL Cayennepfeffer
50 ml fettarme Milch

Sesamsamen in einer trockenen Pfanne rösten und abkühlen lassen. Mehl mit weicher Margarine zu einer krümeligen Masse verarbeiten. Sesamsamen, Gewürze und Ei zugeben, dann nach und nach Milch zufügen und zu einem weichen Teig verkneten. Den Teig auf 24 × 20 cm ausrollen und mit einem Teigrädchen oder Messer in 2 × 10 cm lange Stangerl schneiden. Auf ein mit Backpapier ausgelegtes Backblech setzen und im vorgeheizten Backofen auf der zweituntersten Einschubleiste bei 200° C etwa 15 Minuten goldgelb backen.
Ein Stück enthält: 2 g E, 3 g F, 6 g KH, 60 kcal/250 kJ, ½ BE

9. Marmeladen, Chutneys und süß-saures Gemüse

Orangengelee

2 Gläser à ¼ l

500 ml frisch gepreßter Orangensaft (ca. 1 kg unbehandelte Orangen)
¼ TL Ingwerpulver
2–3 TL flüssiger Süßstoff
10 g Gelierpulver (1 Päckchen)
3 Blatt weiße Gelatine
Einmachhilfe

Eine Orange in lauwarmem Wasser sehr gut waschen, die Schale dünn abschälen und in feine Streifen schneiden. Aus den Orangen 500 ml Saft auspressen. Orangensaft, Orangenschale, Ingwer, Süßstoff und Gelierpulver miteinander verrühren und etwa 30 Minuten ziehen lassen. Dann langsam zum Kochen bringen, eingeweichte Gelatine unterrühren und danach etwa 1–2 Minuten kochen lassen. Noch kochendheiß in vorbereitete Gläser füllen, Einmachhilfe darüber streuen und die Gläser sofort verschließen.
Eine Portion (25 g) enthält: –E, –F, 2 g KH, 10 kcal/40 kJ, –BE

Nektarinen-Aprikosen-Marmelade

4 Gläser à ¼ l

750 g gewaschene, entsteinte Nektarinen
250 g gehäutete, entsteinte Aprikosen
6 EL Limettensaft (ersatzweise Zitronensaft)
Schale einer unbehandelten Limette (unbehandelte Zitrone)
1 Päckchen Gelierfix (20 g) oder
2 Päckchen Gelierpulver (à 10 g)
4 TL flüssiger Süßstoff
9 Blatt Gelatine
Einmachhilfe

Früchte würfeln und etwa ¼ davon pürieren. Limettensaft, -schale, Gelierpulver und Süßstoff unter den Fruchtbrei rühren. Alles 30 Minuten quellen lassen. Dann unter Rühren langsam erhitzen und zum

Kochen bringen. Unter Rühren 1½ Minuten sprudelnd kochen lassen. Die eingeweichte und wieder ausgedrückte Gelatine und die Einmachhilfe unterrühren. Noch heiß in die vorbereiteten Gläser füllen und verschließen.
Eine Portion (25 g) enthält: –E, –F, 3 g KH, 12 kcal/50 kJ, –BE

Kiwi-Grapefruit-Marmelade

2 Gläser à ¼ l

5 Kiwis (ca. 400 g)
1 Grapefruit (300 g)
1 Päckchen Gelierpulver (10 g)
3 TL flüssiger Süßstoff
4 Blatt weiße Gelatine
Einmachhilfe

Kiwis dünn schälen und die Blütenansätze herausschneiden. 2 Stück in Scheiben schneiden, die anderen zwei zerdrücken. Grapefruit schälen, die weiße Haut entfernen und das Fruchtfleisch filetieren, Saft dabei auffangen. Alles zusammen mit dem Gelierpulver verrühren und 30 Minuten ziehen lassen. Dann unter Rühren langsam erhitzen, Süßstoff zufügen und alles ca. 1 Minute sprudelnd kochen lassen. Die eingeweichte und wieder ausgedrückte Gelatine unterrühren. Einmachhilfe zugeben und heiß in Gläser füllen. Gläser sofort verschließen.
Eine Portion (25 g) enthält: –E, –F, 2 g KH, 10 kcal/40 kJ, –BE

Dreibeerenmarmelade

4 Gläser à ¼ l

500 g verlesene Brombeeren
350 g verlesene Himbeeren
200 g verlesene Preiselbeeren
Saft einer Zitrone (etwa 2 EL)
1 Päckchen Gelfix (20 g)
2 EL flüssiger Süßstoff
2 Blatt weiße Gelatine
Einmachhilfe

Beeren waschen und auf einem Tuch abtropfen lassen. Dann in einen Topf geben und mit einer Gabel etwas zerdrücken. 1 Päckchen Gelfix und 2 EL Zitronensaft unter die Fruchtmasse rühren und alles etwa 30 Minuten ziehen lassen. Dann langsam unter Rühren zum Kochen bringen. Süßstoff zufügen und alles ca. 1½ Minuten sprudelnd kochen lassen. Die eingeweichte und wieder ausgedrückte Gelatine zufügen.

Heiß in die vorbereiteten Gläser füllen und Einmachhilfe darüberstreuen. Sofort verschließen.
Eine Portion (25 g) enthält: –E, –F, 2 g KH, 10 kcal/40 kJ, –BE

Ananas-Ingwer-Marmelade

2 Gläser à ¼ l

1 Ananas (500 g Fruchtfleisch)
1 Päckchen Gelierpulver (10 g)
Saft und Schale einer unbehandelten Limette
½ TL Ingwerpulver oder
1 kleines Stück frische Ingwerknolle, geputzt (15 g)
3 TL flüssiger Süßstoff
5 Blatt weiße Gelatine
Einmachhilfe

Ananas in Scheiben schneiden. Dann die einzelnen Scheiben schälen und den holzigen Kern herausschneiden. Die Hälfte der Ananasringe würfeln, die andere im Mixer pürieren. Fruchtmasse mit dem Gelierpulver, Limettensaft und -schale und feingewürfeltem Ingwer (oder Ingwerpulver) verrühren. Mit Süßstoff süßen. Alles ca. 30 Minuten ziehen lassen und dann langsam unter Rühren zum Kochen bringen. 1½ Minuten sprudelnd kochen lassen und die eingeweichte und wieder ausgedrückte Gelatine unterrühren. Heiß in die vorbereiteten Gläser füllen, Einmachhilfe nach Anweisung darüberstreuen und die Gläser sofort verschließen.
Eine Portion (25 g) enthält: –E, –F, 3 g KH, 14 kcal/60 kJ, –BE

Erdbeermarmelade

2 Gläser à ¼ l

500 g geputzte Erdbeeren
1 Päckchen Gelierpulver (10 g)
Saft einer halben Zitrone (1½ EL)
3 TL flüssiger Süßstoff
4 Blatt weiße Gelatine
Einmachhilfe

Erdbeeren halbieren, die Hälfte der Stückchen zerdrücken. Fruchtmasse mit dem Gelierpulver, Zitronensaft und Süßstoff vermischen. Etwa 30 Minuten ziehen lassen. Langsam unter Rühren zum Kochen bringen. Etwa 4–5 Minuten kochen lassen, dann die eingeweichte und

wieder ausgedrückte Gelatine unterrühren. In vorbereitete Gläser füllen. Nach Anweisung Einmachhilfe darüberstreuen. Gläser sofort verschließen.
Eine Portion (25 g) enthält: –E, –F, 2 g KH, 10 kcal/40 kJ, –BE

Scharfes Mais-Paprika-Chutney

3 Gläser à ½ l

380 g Maiskörner (Dose)
250 g grüne Paprikaschoten
250 g rote Paprikaschoten
150 g Zucchini
150 g Zwiebeln
½ l Weinessig
3 Knoblauchzehen
1 gestr. EL Ingwerpulver
1 gestr. EL Senfpulver
1 TL Kurkuma
1 gestr. TL Chilipulver
1 TL Salz
4 TL flüssiger Süßstoff
2 g Diät-Bindefix (2 ML)
Einmachhilfe

Maiskörner in einem Sieb abtropfen lassen. Paprikaschoten, Zucchini und Zwiebeln in grobe Würfel schneiden. Das Gemüse in einen Topf geben, Essig (3 EL davon zurückbehalten), zerdrückte Knoblauchzehen, Gewürze und Süßstoff zufügen und zum Kochen bringen. Danach unter gelegentlichem Umrühren etwa 20 Minuten leicht kochen lassen. Diät-Bindefix mit Essig verrühren und in die Gemüsemischung geben. Etwa 3 Minuten unter ständigem Rühren kochen lassen. Etwa ¼ TL Einmachhilfe in das heiße Kochgut rühren, heiß in vorbereitete Gläser füllen und sofort verschließen.
Eine Portion (100 g) enthält: 2 g E, –F, 7 g KH, 40 kcal/165 kJ, ½ BE

Paprika-Zwiebel-Gemüse

3 Gläser à ½ l

700 g grüne Paprikaschoten
300 g Frühlingszwiebeln
¼ l Tomatensaft
¼ l Rotweinessig
½ TL Salz
2 TL flüssiger Süßstoff
2 Knoblauchzehen, zerdrückt
1 TL grüner Pfeffer
½ TL weißer Pfeffer
70 g Tomatenmark (1 Dose)
frische Rosmarin- und Thymianzweige oder ½ TL getrocknet
¼ TL Einmachhilfe

Die Paprikaschoten waschen, putzen und in Streifen schneiden. Zwiebeln putzen und in Ringe schneiden. Tomatensaft mit Essig und Gewürzen zum Kochen bringen. Paprikastreifen und Zwiebelringe darin knakkig gar kochen. Mit der Schaumkelle herausnehmen und in die vorbereiteten Gläser füllen. Den Sud mit Tomatenmark verrühren und einmal aufkochen. Einmachhilfe unterrühren und heiß über die Paprikastreifen gießen. Gläser sofort verschließen.
Eine Portion (100 g) enthält: 1 g E, –F, 4 g KH, 25 kcal/105 kJ, –BE

Zigeunersauce

4 Gläser à ¼ l

1 kg Gemüsezwiebeln
2 kg reife Tomaten
2–3 Peperoni
3 Knoblauchzehen
250 g Bleichsellerie
1 geh. TL Kräuter der Provence (Majoran, Thymian, Rosmarin, Basilikum)
3 Msp. Muskat
½ TL Nelkenpulver
1 EL Rosenpaprika
5 Spritzer Tabasco
1 Msp. Cayennepfeffer
1 EL Salz
2 TL flüssiger Süßstoff
200 ml Rotweinessig
½ TL Einmachhilfe

Tomaten in kochendem Wasser überbrühen, pellen und vierteln. Zwiebeln und Knoblauch schälen und fein hacken. Peperoni und Bleichsellerie würfeln. Das Gemüse mit den Gewürzen und Essig in einen Topf geben und unter gelegentlichem Umrühren etwa 40 Minuten offen kochen. Einmachhilfe unterrühren und heiß in vorbereitete Gläser füllen. Sofort verschließen.
Eine Portion (100 g) enthält: 1 g E, – F, 5 g KH, 25 kcal/105 kJ, ½ BE

Cumberlandsauce

2 Gläser à ½ l

500 g rote Johannisbeeren
250 g Äpfel
¼ l trockener Rotwein
8 EL Weinessig
1 TL Ingwerpulver
½ TL Senfpulver
¼ TL Zimtpulver
1 Msp. Nelkenpulver
1 Msp. weißer Pfeffer
Salz
4–5 TL flüssiger Süßstoff
2 Msp. Einmachhilfe

Johannisbeeren waschen und von den Stielen abstreifen. Äpfel schälen, vierteln, entkernen und grob würfeln. Das Obst mit dem Rotwein, Essig, Gewürzen und Süßstoff in einem Topf unter Rühren zum Kochen bringen. Danach etwa 20 Minuten unter gelegentlichem Umrühren leicht kochen lassen. Die Sauce sollte eine dickflüssige Konsistenz haben. Im anderen Fall etwas Diät-Bindefix unterrühren und 1 Minute weiterkochen lassen. Noch heiß in vorbereitete Gläser füllen, Einmachhilfe darüberstreuen und sofort verschließen.
Eine Portion (100 g) enthält: –E, –F, 8 g KH, 50 kcal/210 kJ, ½ BE

Zwiebel-Relish

2 Gläser à ½ l

500 g Zwiebeln
200 g Lauchzwiebeln
100 g grüne Paprikaschoten
1 EL Pflanzenöl
1 TL Ingwerpulver
1 TL Kurkuma
1 EL Senfkörner
2 Lorbeerblätter
1 Chilischote
¼ l Weißwein
¼ TL Salz
2 TL flüssiger Süßstoff
¼ TL Einmachhilfe
1 Bund Petersilie

Zwiebeln schälen und grob würfeln. Lauch putzen, grüne Blätter entfernen und in Scheiben schneiden, Paprika ebenfalls würfeln. Alles in Öl glasig andünsten. Feingehackte Petersilie, Gewürze, Weinessig und Süßstoff zufügen und unter gelegentlichem Umrühren im leicht geöffneten Topf etwa 40 Minuten kochen lassen. Einmachhilfe unterrühren und heiß in die vorbereiteten Gläser füllen. Gläser sofort verschließen.
Eine Portion (100 g) enthält: 1 g E, 1 g F, 5 g KH, 40 kcal/170 kJ, ½ BE

Rote Bete mit Meerrettich

5 Gläser à ½l

1,5 kg rote Beten (kleine Knollen)
½ TL Kümmel
250 g Zwiebeln
4 Lorbeerblätter
100 g frischer Meerrettich
1 EL weiße Pfefferkörner
6 Pimentkörner
½ l Obstessig
½ l Wasser
½ TL Salz
3 TL flüssiger Süßstoff
1 TL Einmachhilfe

Rote Beten mit Wurzel und Blattansatz gründlich abbürsten. Im Schnellkochtopf in wenig leichtgesalzenem Wasser und Kümmel etwa 15 Minuten, im normalen Kochtopf etwa 40 Minuten kochen. Danach abgießen und unter kaltem Wasser abschrecken. Rote Beten schälen und je nach Größe der Knollen halbieren oder in Scheiben schneiden. Zwiebeln schälen und in Ringe schneiden. Meerrettich putzen und fein reiben. Rote Beten, Zwiebelringe und Meerrettich abwechselnd in vorbereitete Gläser füllen. Essig, Wasser und Gewürze zum Kochen bringen. Einmachhilfe unterrühren und heiß über die roten Beten gießen. Gläser sofort schließen. Vor dem Verzehr einige Tage durchziehen lassen.

Eine Portion (½ Glas) enthält: 3 g E, –F, 18 g KH, 90 kcal/380 kJ, 1½ BE

Fenchel mit Knoblauch

3 Gläser à ½l

800 g Fenchel
¼ l Salzwasser
4 Knoblauchzehen
1 TL grüne oder schwarze Pfefferkörner
1 TL Senfkörner
¼ l Kräuteressig
¼ l trockener Weißwein
¼ l Fenchelsud
2 TL flüssiger Süßstoff
½ TL Salz
einige Zweige Estragon
¼ TL Einmachhilfe

Fenchel putzen, waschen und vierteln. Im kochenden Salzwasser etwa 8–10 Minuten garen. Mit der Schaumkelle herausnehmen und in die vorbereiteten Gläser mit einigen Zweigen Estragon schichten. ¼ l Fenchelsud mit Kräuteressig, Weißwein und Gewürzen etwa 5 Minuten kochen lassen. Die geschälten, in Scheiben geschnittenen Knoblauchzehen und die Einmachhilfe zufügen und kochendheiß über den Fenchel gießen. Gläser sofort verschließen.

Eine Portion (½ Glas) enthält: 3 g E, –F, 15 g KH, 105 kcal/400 kJ, 1 BE

Kürbis süß-sauer

3 Gläser à ½ l

800 g Kürbisfruchtfleisch
½ l Weinessig
¼ l trockener Weißwein
1 Stange Zimt
6 Gewürznelken
1 EL Senfkörner
1 Lorbeerblatt
10 Kürbiskerne
6 TL flüssiger Süßstoff
½ TL Salz
½ TL Einmachhilfe

Kürbisfruchtfleisch in Würfel schneiden. Essig mit Weißwein, Gewürzen und Süßstoff aufkochen. Die Kürbiswürfel nach und nach darin glasig kochen. Mit der Schaumkelle herausnehmen und in vorbereitete Gläser füllen. Abschließend den Sud noch mal aufkochen, Einmachhilfe unterrühren und kochendheiß über den Kürbis gießen. Gläser sofort verschließen.

Eine Portion (½ Glas) enthält: 1 g E, –F, 7 g KH, 75 kcal/315 kJ, ½ BE

Provenzalisches Gemüse

3 Gläser à ½ l

650 g Möhren
500 g Staudensellerie
1 l Wasser
½ TL Salz
6 Knoblauchzehen
⅜ l Weißwein- oder Kräuteressig
½ l Gemüsesud
3 TL flüssiger Süßstoff
1 TL Pfefferkörner
einige Zweige frischer Thymian und Rosmarin
1 gestr. TL Einmachhilfe

Sellerie und Möhren putzen und in etwa 12 cm lange Streifen schneiden. Im kochenden Salzwasser Sellerie 5 Minuten, Möhren 8–10 Minuten garen lassen. Mit der Schaumkelle herausnehmen und in die vorbereiteten Gläser mit den Kräuterzweigen stellen. Essig mit ½l Gemüsesud, Knoblauch und Pfefferkörnern aufkochen, mit Süßstoff und evtl. Salz abschmecken. Einmachhilfe unterrühren und über das Gemüse gießen. Die Gläser sofort verschließen.

Eine Portion (½ Glas) enthält: 2g E, –F, 12g KH, 85kcal/355kJ, 1BE

Sellerie-Möhren-Salat

3 Gläser à ½l

750g Knollensellerie
750g Möhren
½l Kräuteressig
¼l Wasser
1 gestr. EL Salz
1 EL flüssiger Süßstoff
¼l Kräuteressig
⅛l Wasser
1 TL flüssiger Süßstoff
1 TL Salz
1 TL schwarzer Pfeffer
1 TL Zwiebelpulver

Sellerie schälen und achteln, Möhren ebenso schälen und halbieren. Essig, Wasser, Salz und Süßstoff aufkochen und das Gemüse darin zugedeckt etwa 25 Minuten bei niedriger Temperatur kochen. Herausnehmen, in grobe Stifte raspeln und in vorbereitete Gläser schichten. Gemüse-Kochwasser mit Essig, Wasser, Süßstoff und Gewürzen aufkochen und heiß über das Gemüse gießen.

Eine Portion (½ Glas) enthält: 3g E, –F, 20g KH, 125kcal/525kJ, 1½BE

Wie nimmt man ab?

Wenn man abnehmen will oder bereits auf den Rat des Arztes hin abnehmen muß, sollte es stets ohne Risiko für die Gesundheit geschehen.

Eine Gewichtsabnahme ist grundsätzlich nur dann möglich, wenn die Energiezufuhr (Kalorien) kleiner als der Kalorienbedarf ist. Erst wer weniger ißt, als er verbraucht, nimmt ab.

Der Kalorienbedarf ist individuell unterschiedlich und hängt im wesentlichen von Geschlecht, Alter, körperlicher Tätigkeit und auch freizeitlicher Aktivität ab.

Bei einer leichten Tätigkeit braucht ein Erwachsener täglich etwa 32 Kalorien (kcal) pro Kilogramm Körpergewicht; bei einer mittelschweren Tätigkeit etwa 37 Kalorien pro Kilogramm Körpergewicht.

Beispiel:

Ein normalgewichtiger Diabetiker (175 cm) wiegt 75 kg. Sein Kalorienbedarf bei leichter Tätigkeit (Bürokaufmann) liegt bei etwa $75 \times 32 = 2400$ kcal/Tag.

Eine normalgewichtige Diabetikerin (165 cm) wiegt 58,5 kg. Ihr Kalorienbedarf bei einer leichten Tätigkeit (Sekretärin) liegt bei etwa $58{,}5 \times 32 = 1850$ kcal/Tag.

Wer normalgewichtig ist und verzehrt, was er verbraucht, bleibt normalgewichtig. Jeder, der mehr Energie mit der Nahrung aufnimmt als er verbraucht, speichert diese Kalorien und nimmt zu. Wer die Kalorienzufuhr unter den Bedarf verringert, nimmt ab.

Übergewichtige Diabetiker müssen also ihre Kalorienzufuhr deutlich einschränken, um abzunehmen. Je kalorienärmer die Kost ist, um so schneller wird das Normalgewicht erreicht.

Ein übergewichtiger Diabetiker mit der Körpergröße von 175 cm wiegt beispielsweise 85 kg. Sein wünschenswertes Normalgewicht liegt bei 75 kg. Bei leichter Tätigkeit benötigt er etwa 2400 kcal/Tag.

Um die überflüssigen 10 kg abzunehmen, muß er täglich mindestens ein Drittel weniger Kalorien zu sich nehmen, als er bei Normalgewicht benötigen würde. Bei einer Energiezufuhr von nur 1500 Kalorien pro Tag wird der Körper dazu gezwungen, sich die restlich benötigten 900 Kalorien aus eigenen Fettreserven zu holen.

Bei einer übergewichtigen Diabetikerin mit der Körpergröße von

165 cm und einem Kalorienbedarf von 1850 Kalorien würde eine Verringerung der Energiezufuhr auf 1000 Kalorien pro Tag zu einer Einsparung von 850 Kalorien pro Tag führen, die sich der Körper aus eigenen Fettreserven holen muß.
Um ein Kilogramm Körperfett abzubauen, müssen insgesamt etwa 7000 Kalorien auf diese Weise eingespart werden. Bei einer täglichen Ersparnis von 850–900 Kalorien, wie in unserem Beispiel, ist diese Gewichtsabnahme in etwa einer Woche zu erreichen.
Die Kalorienzufuhr sollte so lange reduziert bleiben, bis das Normalgewicht erreicht wird. Erst bei normalem Gewicht kann ein Diabetiker wirklich gut eingestellt werden!
Die Menütafeln auf den folgenden Seiten zeigen einige Beispiele für die richtige Zusammensetzung einer für Diabetiker geeigneten Reduktionsdiät mit 1000 Kalorien und 10 BE sowie einer Reduktionsdiät mit 1500 Kalorien und 15 BE. Die Tafeln enthalten Gerichte aus dem vorliegenden Kochbuch. Die Rezeptnamen sind mit einem Sternchen (*) gekennzeichnet. Wer in der Diabetesdiät erfahren ist und gelernt hat, mit der Kohlenhydrat-Austauschtabelle umzugehen, kann seine persönlichen Wünsche berücksichtigen, wie andere Gerichte wählen oder die vorgeschlagenen Obstarten gegen solche der jeweiligen Saison austauschen.
Da alle Rezepte dieses Buches kalorien- und fettarm sind, lassen sich nach persönlichem Geschmack zahlreiche Tagespläne zusammenstellen.
Was die Getränkeauswahl betrifft, sind kalorienfreie Getränke besonders empfehlenswert. Dazu gehören Mineralwasser, Kaffee und Tee mit oder ohne Süßstoff. Kalorienarm sind Gemüsesäfte und süßstoffgesüßte Diätlimonaden. Damit die während einer Reduktionsdiät vermehrt anfallenden Schlackenstoffe ausgeschieden werden, sind 2 bis 2,5 Liter Flüssigkeit pro Tag notwendig. Fruchtsäfte und alkoholische Getränke sind meist sehr kalorienreich und daher weniger geeignet.
Bevor man mit einer Reduktionsdiät beginnt, sollte man darüber mit dem Arzt sprechen. Er entscheidet, welche Kalorien- und BE-Menge für den Diabetiker richtig ist.

Reduktionsdiät: 1000 kcal, 10 BE

Tagesbeispiel 1

	E (g)	F (g)	KH (g)	kcal	kJ	BE
1. Frühstück:						
Kaffee oder Tee mit Süßstoff						
4 EL fettarme Milch	1	–	2	20	85	2
1 Port. Naturmüsli*	5	7	25	180	755	
2. Frühstück:						
130 g Orangen, ohne Schale	1	–	12	55	230	1
Mittag:						
1 Port. Buchweizen mit Paprikagemüse*	7	12	36	280	1175	3
1 Port. Kopfsalat mit Joghurtsauce*	1	3	2	40	170	
Nachmittag:						
1 Port. Pikantes Müsli mit Radieschen und Kresse*	16	1	12	120	505	1
Abend:						
2 Stück Möhrenbratlinge*	9	6	24	185	775	2
50 g eingelegte Essiggurken	–	–	2	10	40	
Spätimbiß:						
2 Stück Käsegebäck*	4	6	12	120	505	1
Zusammen:	44	35	127	1010	4240	10

Reduktionsdiät: 1000 kcal, 10 BE

Tagesbeispiel 2

	E (g)	F (g)	KH (g)	kcal	kJ	BE
1. Frühstück:						
Kaffee oder Tee mit Süßstoff						
4 EL fettarme Milch	1	–	2	20	85	
30 g Vollkorn-Knäckebrot	4	2	20	115	485	2
1 Port. Hefecreme*	5	10	3	125	525	
¼ Beet Kresse						
2. Frühstück:						
150 g fettarmer Joghurt	5	2	6	65	275	
80 g Kiwi	1	–	8	40	170	1
flüssiger Süßstoff						
Zimt						
Mittag:						
1 Port. Rindsroulade mit Banane*	19	6	12	180	755	
40 g Vollkorn-Spätzle (Rohgewicht)	1	–	26	135	565	3
1 Port. Chicoréesalat mit Currysauce*	2	–	2	20	85	
Nachmittag:						
2 St. Sesamstangerl*	4	6	12	120	505	1
Abend:						
1 Port. gefüllte Zucchini*	9	9	12	165	695	2
30 g Roggenschrotbrot	2	–	12	60	250	
Spätimbiß:						
100 g Apfel mit Schale	–	–	11	50	210	
5 g geröstete Sonnenblumenkerne	1	2	–	30	125	1
Zusammen:	54	37	126	1125	4725	10

Reduktionsdiät: 1000 kcal, 10 BE

Tagesbeispiel 3

	E (g)	F (g)	KH (g)	kcal	kJ	BE
1. Frühstück:						
Kaffee oder Tee mit Süßstoff						
4 EL fettarme Milch	1	–	2	20	85	
50 g Weizenschrotbrot (Graham)	3	–	20	100	420	
10 g Halbfettmargarine	–	4	–	35	145	
25 g Konfitüre mit Süßstoff*	–	–	2	10	40	2
2. Frühstück:						
130 g Grapefruit, ohne Schale	1	–	13	55	230	1
Mittag:						
1 Port. Seezunge in Kapernsauce*	28	7	3	180	755	
45 g Naturreis, unpoliert	3	1	34	155	650	3
1 Port. Tomatensalat mit Kräutersauce*	1	3	3	40	170	
Nachmittag:						
1 Port. Karotten-Sesam-Müsli*	10	4	12	125	525	1
Abend:						
1 Port. Gemüseeintopf mit Parmesan*	10	9	27	230	965	2
Spätimbiß:						
1 Port. Mandarinendessert mit Kokosflocken*	7	4	12	110	460	1
Zusammen:	64	32	128	1060	4450	10

Reduktionsdiät: 1000 kcal, 10 BE

Tagesbeispiel 4

	E (g)	F (g)	KH (g)	kcal	kJ	BE
1. Frühstück:						
Kaffee oder Tee mit Süßstoff						
4 EL fettarme Milch	1	–	2	20	85	
1 Port. Buchweizengrütze mit Ananas*	4	4	26	160	670	2
2. Frühstück:						
30 g Roggenschrotbrot	2	–	12	60	250	
5 g Halbfettmargarine	–	2	–	15	65	1
20 g Schinken, ohne Fettrand	6	–	–	30	125	
50 g Gewürzgurke	–	–	2	10	40	
Mittag:						
1 Port. Bohnen mit Vollkorn-Spiralen*	14	7	38	270	1135	3
Nachmittag:						
1 Stück Käsekuchen*	12	6	13	155	650	1
Abend:						
1 Port. Bunter Eisbergsalat*	9	7	12	155	650	2
30 g Roggenschrotbrot	2	–	12	60	250	
Spätimbiß:						
120 g Birne	1	–	12	55	230	1
20 g Edelpilzkäse	4	6	–	70	295	
Zusammen:	55	32	129	1060	4450	10

Reduktionsdiät: 1500 kcal, 15 BE

Tagesbeispiel 1

	E (g)	F (g)	KH (g)	kcal	kJ	BE
1. Frühstück:						
Kaffee oder Tee mit Süßstoff						
4 EL fettarme Milch	1	–	2	20	85	
60 g Vollkornbrot	4	–	24	120	505	
1 hartgekochtes Ei	6	7	–	85	355	2
1 TL Senf						
¼ Beet Kresse						
5 g Halbfettmargarine	–	2	–	15	65	
2. Frühstück:						
200 ml Karottensaft	2	–	14	60	250	2
2 Stück Käsegebäck*	4	6	12	120	505	
Mittag:						
1 Port. Chilibohnen mit Sojasplittern*	23	8	35	305	1280	4
30 g Vollkornstangenbrot	2	–	12	60	250	
Nachmittag:						
20 g Vollkorn-Knäckebrot	2	–	13	75	315	
30 g Doppelrahm-Frischkäse	3	9	–	100	420	2
60 g Banane	1	–	11	50	210	
Abend:						
1 Port. Sellerie Cordon bleu*	16	8	7	170	715	
1 Port. Tatarensauce*	8	5	4	95	400	3
150 g Kartoffeln	3	–	24	105	440	
Spätimbiß:						
Orangensalat						
200 g Orangenwürfel	2	–	19	90	375	2
3 g geröstete Kokosflocken	–	1	2	20	85	
flüssiger Süßstoff						
Rumaroma						
Zusammen:	76	46	179	1490	6255	15

Reduktionsdiät: 1500 kcal, 15 BE

Tagesbeispiel 2

	E (g)	F (g)	KH (g)	kcal	kJ	BE
1. Frühstück:						
Kaffee oder Tee mit Süßstoff						
4 EL fettarme Milch	1	–	2	20	85	2
1 Port. Roggenmüsli*	5	7	24	180	755	
2. Frühstück:						
2 Stück Schnelle Quarkbrötchen*	12	–	30	170	715	
10 g Halbfettmargarine	–	4	–	40	170	2
25 g Erdbeerkonfitüre*	–	–	2	10	40	
Mittag:						
50 g Vollkorn-Spaghetti (Rohgewicht)	7	1	32	170	715	
1 Port. Ratatouille*	7	8	15	160	670	4
5 g Parmesan, gerieben	2	1	–	20	85	
Nachmittag:						
Joghurt mit Früchten						
150 g fettarmer Joghurt	5	2	6	65	275	
100 g geriebener Apfel mit Schale	–	–	11	50	210	2
10 g Vollkorn-Haferflocken	1	1	6	35	145	
10 g Haselnüsse	1	6	1	65	275	
Zimt						
flüssiger Süßstoff						
Zitronensaft						
Abend:						
1 Port. Tomaten-Champignons-Pizza*	15	7	36	270	1135	3
1 Port. Kopfsalat mit Joghurtsauce*	1	3	2	40	170	
Spätimbiß:						
2 Stück Früchtekonfekt*	10	10	26	230	965	2
Tee						
Zusammen:	67	50	193	1525	6405	15

Reduktionsdiät: 1500 kcal, 15 BE

Tagesbeispiel 3

	E (g)	F (g)	KH (g)	kcal	kJ	BE
1. Frühstück:						
Kaffee oder Tee mit Süßstoff						
4 EL fettarme Milch	1	–	2	20	85	2
1 Port. Grünkernmüsli*	7	7	26	195	820	
2. Frühstück:						
1 Port. Bananenraita*	4	8	18	160	670	2
10 g Vollkorn-Knäckebrot	1	–	7	35	145	
Mittag:						
1 Port. Matjesfilet in Grüner-Pfeffer-Sauce*	15	19	7	260	1090	4
200 g Kartoffeln	4	–	31	140	590	
80 g Kiwi	–	–	8	40	170	
Nachmittag:						
60 g Pumpernickel	3	–	26	120	505	2
1 Port. Selleriecreme*	4	8	2	95	400	
Abend:						
1 Port. Blumenkohl »indische Art«*	10	5	12	135	565	3
30 g Naturreis (Rohgewicht)	2	1	23	105	440	
Spätimbiß:						
200 ml Buttermilch	7	1	8	70	295	2
3 Stück Kräuterkekse*	6	9	18	180	755	
Zusammen:	74	58	188	1555	6530	15

Reduktionsdiät: 1500 kcal, 15 BE

Tagesbeispiel 4

	E (g)	F (g)	KH (g)	kcal	kJ	BE
1. Frühstück:						
Kaffee oder Tee mit Süßstoff						
4 EL fettarme Milch	1	–	2	20	85	
50 g Grahambrot	4	–	20	105	440	2
60 g Magerquark	8	–	2	45	190	
25 g Ananaskonfitüre*	–	–	3	15	65	
2. Frühstück:						
1 Port. Gurkenmüsli*	8	3	13	110	460	2
1 Sojabrötchen*	4	3	13	95	400	
Mittag:						
1 Port. Tatarpflanzerl*	17	3	5	120	505	
200 g Kartoffeln	4	–	31	140	590	4
50 g Gewürzgurken	–	–	2	10	40	
1 Port. Himbeer-Joghurt-Eis*	3	4	12	95	400	
Nachmittag:						
Kakaogetränk						
5 g Kakaopulver, stark entölt	1	–	1	15	65	
200 ml fettarme Milch	7	3	10	85	355	2
6 Stück Mandelkipferl*	6	12	12	180	755	
Abend:						
1 Port. Petersilienmousse mit Tomatensauce*	3	15	9	185	775	3
60 g Roggenmischbrot	4	–	28	135	565	
Spätimbiß:						
Obstteller mit Leinsamen						
50 g Bananen	–	–	9	40	170	
50 g Äpfel	–	–	6	25	105	2
50 g Birnen	–	–	5	25	105	
10 g geschrotete Leinsamen	2	3	–	40	170	
Zitronensaft						
Zusammen:	72	46	183	1485	6237	15

Die Erfolgstabelle für Gewichtsabnahme

Körper-gewicht (in kg)	1. Woche							2. Woche							3. Woche							4. Woche						
	Mo		Mi		Fr			Mo		Mi		Fr			Mo		Mi		Fr			Mo		Mi		Fr		
Beispiel 85 **Start** kg																												
84 –1 = kg																												
–2 = kg																												
–3 = kg																												
–4 = kg																												
–5 = kg																												
–6 = kg																												
–7 = kg																												
–8 = kg																												

5. Woche							6. Woche							7. Woche							8. Woche						
Mo		Mi		Fr			Mo		Mi		Fr			Mo		Mi		Fr			Mo		Mi		Fr		

Anhang

Lösliche und unlösliche Ballaststoffe in Lebensmitteln

Ballaststoffgehalt von Lebensmitteln pflanzlicher Herkunft (Angaben in g/100 g Frischgewicht)			
	Unlösliche Ballaststoffe	Lösliche Ballaststoffe	**Gesamt-Ballaststoffe**
Getreide			
Buchweizen[1]	2,1	1,7	3,8
Hafer[2]	4,0	1,7	5,7
Hirse[2]	2,3	1,4	3,7
Gerste[1]	7,9	1,6	9,5
Grünkern[2]	5,5	3,4	8,9
Mais	7,1	2,4	9,5
Reis (natur)[2]	2,5	1,0	3,5
Reis (poliert)	0,5	0,9	1,4
Roggen	8,6	4,8	13,4
Weizen	8,6	1,8	10,4
Mahlerzeugnisse			
Weizenmehl, Type 405	1,7	2,3	4,0
550	2,0	2,2	4,2
630	2,2	2,2	4,4
812	2,6	2,1	4,7
1050	3,1	2,1	5,2
1200	3,5	2,0	5,5
1600	4,3	2,0	6,3
Weizenbackschrot (1700)	9,6	2,0	11,6
Weizenvollkornschrot	9,6	2,0	11,6
Roggenmehl, Type 610	3,1	2,4	5,5
815	3,9	2,6	6,5
997	4,4	2,9	7,3
1150	4,9	3,1	8,0
1370	5,7	3,3	9,0
1590	6,5	3,5	10,0
1740	6,9	3,7	10,6
Roggenbackschrot (1800)	7,1	3,8	10,9
Roggenvollkornschrot	7,1	3,8	10,9

[1] Buchweizen, ein Knöterichgewächs, wird laut Gesetz über den Verkehr mit Getreide und Futtermitteln dem Getreide zugeordnet;

[2] geschält beziehungsweise entspelzt;

Ballaststoffgehalt von Lebensmitteln pflanzlicher Herkunft (Angaben in g/100 g Frischgewicht)			
	Unlösliche Ballaststoffe	Lösliche Ballaststoffe	**Gesamt-Ballaststoffe**
Brot und Brötchen			
Toastbrot	1,6	1,5	3,1
Weizenbrötchen	1,6	1,9	3,5
Weizen(mehl)brot	2,1	1,6	3,7
Weizenmischbrot	2,3	1,8	4,1
Roggenmischbrot	2,8	1,9	4,7
Roggen(mehl)brot	3,2	2,2	5,4
Roggenmischbrot mit Schrotanteilen	3,6	2,0	5,6
Mehrkornbrot	3,4	2,2	5,6
Roggenvollkornbrot	4,5	2,5	7,0
ballaststoffangereichertes Brot	5,9	2,4	8,3
Knäckebrot	10,1	4,5	14,6
Sonstige Getreideprodukte			
Weizenflocken	8,8	2,9	11,7
Roggenflocken	8,3	3,5	11,8
Haferflocken	3,8	1,5	5,3
Gerstenflocken	5,4	1,7	7,1
Maisflocken	6,4	1,3	7,7
Weizengrieß	2,8	2,6	5,5
Gerstengraupen	3,8	2,8	6,6
Nudeln (ungekocht)	1,0	2,4	3,4
Vollkornnudeln (ungekocht)	5,6	3,6	9,2
Müsli	3,1	0,9	4,0
Müsliriegel	1,6	1,2	2,8
Smacks	2,0	2,3	4,3
Cornflakes	2,9	1,2	4,1
Crunches	3,1	2,3	5,4
Zwieback	1,5	2,1	3,6
Butterkeks	0,9	2,3	3,2
Tortenboden	3,2	2,2	5,4
Ballaststoff-Konzentrate			
Gerstreen	63,4	1,6	65,0
Sojaspeisekleie	55,8	4,0	59,8
Weizenspeisekleie	36,3	3,4	40,0
Heimisches Obst			
Apfel (Granny Smith)	1,2	0,9	2,1
Apfel (Boskop)	1,2	0,7	1,9
Birne	2,2	0,6	2,8
Brombeeren	2,4	0,9	3,5

Ballaststoffgehalt von Lebensmitteln pflanzlicher Herkunft (Angaben in g/100 g Frischgewicht)			
	Unlösliche Ballaststoffe	Lösliche Ballaststoffe	**Gesamt-Ballaststoffe**
Erdbeeren	0,9	0,6	1,5
Heidelbeeren	1,9	0,7	2,6
Himbeeren	3,0	0,8	3,8
Johannisbeeren	2,9	0,7	3,6
Pfirsiche	0,6	0,8	1,4
Pflaumen	0,6	0,8	1,4
Sauerkirschen	0,4	0,7	1,1
Süßkirschen	0,6	0,4	1,0
Weintrauben (weiß)	0,9	0,3	1,2
Südfrüchte			
Ananas	1,0	0,7	1,7
Avocado	1,6	0,6	2,2
Banane	0,8	0,5	1,3
Grapefruit	0,3	0,3	0,6
Honigmelone	0,3	0,1	0,4
Kiwi	1,5	0,7	2,2
Mango	0,6	0,4	1,0
Orange	0,5	0,7	1,2
Papaya	0,7	0,4	1,1
Passionsfrucht	0,6	0,4	1,0
Wassermelone	0,2	0,2	0,4
Zitrone[3]	0,1	0,2	0,3
Trockenfrüchte			
Aprikosen	3,1	3,7	6,8
Datteln	6,3	1,8	8,1
Feigen	7,7	1,9	9,6
Korinthen	3,5	1,5	5,0
Pflaumen	3,8	4,6	8,4
Sultaninen	3,0	2,4	5,4
Blattgemüse			
Blattsalat	1,0	0,2	1,2
Blattspinat	1,8	0,5	2,3
Chicorée	0,8	0,3	1,1
Eisbergsalat	0,7	0,2	0,9
Endivie	1,4	0,5	1,9
Feldsalat	1,2	0,4	1,6
Kohlgemüse			
Blumenkohl	1,3	0,9	2,2
Brokkoli	2,0	1,0	3,0
Chinakohl	0,8	0,1	0,9

[3] als frisch gepreßter Saft

Ballaststoffgehalt von Lebensmitteln pflanzlicher Herkunft (Angaben in g/100 g Frischgewicht)			
	Unlösliche Ballaststoffe	Lösliche Ballaststoffe	**Gesamt-Ballaststoffe**
Kohlrabi	1,1	0,5	1,6
Rosenkohl	1,2	1,3	2,5
Rotkohl	1,7	0,9	2,6
Sauerkraut	1,4	0,8	2,2
Weißkohl	1,3	0,6	1,9
Wirsingkohl	1,4	1,0	2,4
Sonstiges Gemüse und Champignons			
Aubergine	1,3	0,7	1,7
Gemüsefenchel	1,0	0,3	1,3
Gurke	0,3	0,1	0,4
Kartoffel	0,5	0,6	1,1
Knollensellerie	1,8	1,8	3,6
Möhre	0,9	0,4	1,3
Paprika (grün)	1,0	0,3	1,3
Porree	1,2	0,3	1,5
Radieschen	0,5	0,3	0,8
Rettich	2,7	0,8	3,5
Rhabarber	0,6	0,2	0,8
rote Bete	1,3	0,5	1,8
Spargel	0,8	0,4	1,2
Tomate	0,8	0,1	0,9
Zucchini	0,6	0,2	0,8
Zwiebel	0,7	0,7	1,4
Champignons	1,2	0,3	1,5
Hülsenfrüchte			
Bohnen (weiß)	8,7	10,5	19,2
Bohnen (rot)	6,8	8,7	15,5
Erbsen (grün)	11,7	6,2	17,9
Erbsen (gelb)	6,3	6,2	12,5
Kichererbsen	4,1	7,1	11,2
Kidneybohnen	8,2	13,1	21,3
Linsen	6,9	4,8	11,7
Nüsse			
Cashewnuß	1,3	1,6	2,9
Erdnuß	3,0	3,1	6,1
Haselnuß	4,6	2,8	7,4
Kokosnuß	4,9	0,1	5,0
Mandel	6,4	3,2	9,6
Paranuß	5,7	1,4	7,1
Pistazie	3,5	3,0	6,5
Walnuß	2,6	2,1	4,7

Ballaststoffgehalt von Lebensmitteln pflanzlicher Herkunft (Angaben in g/100 g Frischgewicht)			
	Unlösliche Ballaststoffe	Lösliche Ballaststoffe	**Gesamt-Ballaststoffe**
Ölsaaten			
Kürbiskerne	6,6	2,2	8,8
Leinsamen	21,5	22,8	44,3
Mohn	18,8	2,0	20,8
Pinienkerne	5,9	1,3	7,2
Sesam	10,5	1,5	12,0
Sonnenblumenkerne	4,0	2,6	6,6

Die Angaben beruhen auf Ballaststoffanalysen des Instituts für Lebensmitteltechnologie/Getreidetechnologie, TU Berlin. Herausgegeben von der Vereinigung Getreide-, Markt- und Ernährungsforschung e.V. (GMF), Kronprinzenstr. 51, 5300 Bonn 2, und vom Institut für Lebensmitteltechnologie/Getreidetechnologie der Technischen Universität Berlin, Seestr. 11, 1000 Berlin 65

Verzeichnis der Rezepte

9. Marmeladen, Chutneys und süß-saures Gemüse